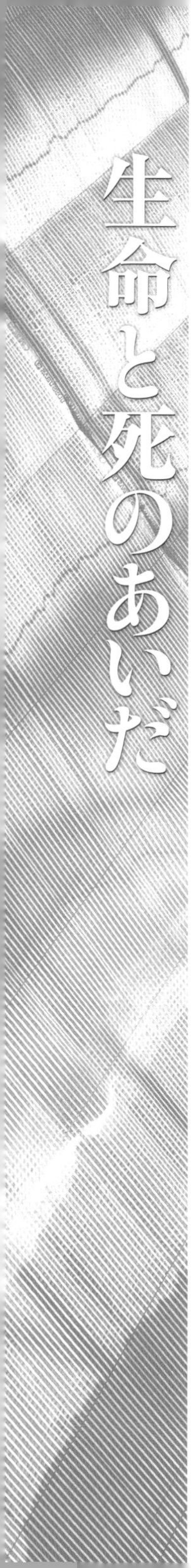

臨床哲学の諸相

生命と死のあいだ

［監修］
木村 敏
野家啓一

河合文化教育研究所

生命と死のあいだ——臨床哲学の諸相

目次

Ⅰ　生命――ビオスとゾーエー

バイオエピステモロジーとは何か
――〝ニュートン主義の罠〟と分子生物学的生命観の脱構築　米本昌平　134

脱け去った死でもなく、襲い来る死でもなく　大橋 良介 202

あとがき　野家 啓一 221

まえがき

木村　敏

本書は、河合文化教育研究所が主催して毎年開催している「河合臨床哲学シンポジウム」の第一四回「生命――ビオスとゾーエー」（二〇一四年一二月一四日、東大鉄門記念講堂）と、第一五回「生きられる死」（二〇一五年一二月一三日、同会場）で発表された演題を中心にして編んだものである。

今回は、特記すべき悲しい出来事が二つもあった。

一つ目は、二〇〇三年の第三回以来ずっとこのシンポジウムの計画と運営に参加していただいてきた津田均さんが、二〇一五年三月に突然亡くなられたことである。津田さんは第四回と第八回のシンポジウムではご自身も提題者になっていただいただけでなく、それ以降何回かのパンフレットに見事な趣意書を書いていただいた。

二つ目は特に今回の論集に関わる話で、第一五回シンポジウムでの提題をお願いした金森修さんは、ご自身がすでに大腸癌のために死を覚悟しておられながら、当日話された「〈遠隔的知識〉としての死」の原稿を完結され、文字校正まで済まされた後、二〇一五年五月二六日に遂に帰らぬ人となられた。本書に収録した同氏の論文は、文字通りの「絶筆」である。

ご両人のご冥福を、衷心からお祈り申し上げたい。

さて、このところのシンポ論集の慣例として、巻頭に各回のプログラムに付されている「趣意書」を再録することになっているが、第一四回用のそれは前述の津田均さんのもの、第一五回用のは内海健さんに書いていただいたものだった。

その次には、慣例だと共同監修者である野家啓一さんと私との対談がおかれることになっているのだが、二人の対談もかなりマンネリ化したので、今回は趣向を変え、この二人にシンポジウムのアクティヴ・メンバーである谷、内海の両氏に加わっていただいて、二〇一六年六月二一日に座談会を開催した。津田さんと金森さんの追憶から始まって、あとは談論風発、非常に興味深い座談会ができたと思っている。

第一部は二〇一四年一二月一四日のシンポジウム「生命――ビオスとゾーエー」である。

まず野間俊一氏が「見られることと生きること――身体の精神病理をめぐって」と題して、いわゆる摂食障害の臨床経験から独創的な自己論を展開している。他人からの視線によって触発される「〈人〉personとしての自己」、そこからあらゆる特性を捨象した実感として残る「〈私〉Iとしての自己」のほかに、野間氏自身がかつて積極的に紹介したゲオルク・グロデックのいう「私たちがそれによって生きられている〈エス〉Es」によって示される「〈生命体〉organismとしての自己」を提唱して、これらの観点の差異の上に成立するのが摂食障害であるとする。

第二席の内海健氏の「マニーの精神病理――生命論的考察」は、とりあえず私（木村）のイントラ・フェストゥム論に手がかりを求める。イントラ・フェストゥムの発見によって現象学から生命論的差異への転回がなされ、ビオスとゾーエーの差異が導入されたのだが、この差異が何によって分節され維持されるのかについては木村は語っていない。それを語るために、内海氏はバタイユの思想に目を向ける。その基本骨格は、自然な動物的な生の拒否という第一の否定性と、それに由来する自然と自由、生命と自立との分裂に耐えつつ、否定性を存在に転化する第二の否定性との「二重の否定性」である。ここから展開される内海氏のマニー論は、非常に読み応えのあるものとなっている。（なお、シンポジウム当日の内海氏の発表は「ゾーエーの回帰」と題されていて、この論文とは違った角度からの考察だった。）

次は私自身の「生と死のゲシュタルトクライス」である。ニーチェから刺激を受けてギリシアの神ディオニューソスについて思索した多くの学者のうち、カール・ケレーニーの『ディオニューソス――破壊しえない生の原像』は、「あらゆる生きものの生」であるゾーエーと、個別的な「性格を帯びた生」であるビオスとを対比させている。私のこの提題は、このゾーエーとビオスの間の生命論的な差異を、V・v・ヴァイツゼカーの「主体」と「主体性」、西田幾多郎の「死即生」、アガンベンの「剥き出しの生」などの思想と対比させて論じたものである。

第一部の最後は、米本昌平氏の「バイオエピステモロジーとは何か――〝ニュートン主義の罠〟と分子生物学的生命観の脱構築」だった。これを要約するのは完全に私の能力を超えるのだが、「バイオエピステモロジー」とは生物学や生命科学が、生命をどう見立てて研究、特に実験研究をおこなっているかについての研究だという。当然そこでは「機械論」と「生気論」の論争が問題となる。現在の生命科学の哲学的光景は「生化学の圧勝」なのだが、そのためには生物を殺さねばならず、「死体学的限界」、「法医学的証拠」の壁を破れない。それは実験室のホワイトボードに書きとどめられた「ホワイトボードの真理」でしかない。現行の無機科学的な観測手段のエレベータには、熱運動の次元で展開する自然的世界の「階」に降りるための停止ボタンは付いていない。これが米本氏の発表の要点ではないかと思う。

第二部は二〇一五年一二月一三日に行われたシンポジウム「生きられる死」である。

その第一席は和田信氏の「がんとともに生きる」だった。和田氏は精神科医でありながら、精神腫瘍学を専攻し、成人病センターの心療・緩和科で治療と研究に当たっておられる。これはがん専門の医療施設だから、患者のかなりの人(約半数)がそのまま死に向かうことになる。そのようながん患者に対して、精神科医のとりうる態度は非常に難しい。相手の言葉に耳を傾けるだけでなく、それと同時に治療者の側からも患者に向かって何かを話す。この「聴くと同時に話す」ことの重要性は、音楽の演奏に際して「聴くと同時に演奏する」作業に通じている(ちなみに和田氏は自身すぐれたピアニストでもある)。ここから和田氏はさらに、ヴァイツゼカー、メルロ゠ポンティ、フックスなどの「間身体性」の考察にも触れている。

二番目は金森修氏の「遺筆」となった「〈遠隔的知識〉としての死」だった。金森氏はジャンケレヴィッチの有名な一人称・二人称・三人称の死の区別を認めた上で、三人称の死を拡大解釈して、死を「遠隔的知識」として捉えてみようとする。三人称の死といっても、単なる情報としての匿名の死とある種の感慨を与える有名人の死とでは、そこに混在する二人称性が違う。また医学的知識の豊富な医師が死亡する場合だと、この医師は最終的には職業人としての立場を離れて一人称の死を死んで行くだろう。ポパーの三世界論に見る、物理的実在としての「世界1」、人間の意識としての「世界2」、記号体系や知識などの「世界3」についてみると、われわれは比較的接近可能な三人称の死や比較的詳しい世界3の表象を通じて、死に触れながら生きている。一人称の死は、極めて重要だと言えるとともに実はそれほど重要ではない、というのが金森氏の絶筆に書かれた最終的な結論である。

次が深尾憲二朗氏の「内なる死のまなざし――てんかん、デジャヴュ、臨死体験」。深尾氏は精神科医であるとともに脳波学の専門研究者である。ドストイエフスキーは自身の体験に基づいててんかんの前兆体験を印象深く記載した。しかしそれよりも遙かに頻度の高い前兆症状はデジャヴュ（既視感）で、現在の知覚が「前に見たことがある」という記憶の形式で現象する症状である。デジャヴュは、臨死体験すなわち瀕死の人が蘇生するまでに経験する体験とも深い関係がある。臨死体験には瀕死の自分を離れた場所から見下ろしている体外離脱体験、暗く狭い場所に引き込まれるトンネル体験、死んだ知人や神々しい存在に出会う体験などがあり、「あの世」が恐怖感なしに平穏に感じられる。自分の運命が悪くない方向で決まっているという眼差しを自分に対して向けているのは、他ならぬ自分自身である。これは普通の実存主義的観点からいうと堕落した生き方である。このようなあり方を、「実存」と対比させて「虚存」と呼ぶことができる。虚存とは、個人の生によって無化されることのない生のあり方、あるいは「生きられる死」のことなのである。

今回のシンポジウムの掉尾を飾ったのは、大橋良介氏の「抜け去った死でもなく、襲い来る死でもなく」だった。死は、それを見ようとすると脱け去ってしまう。闇を見ようとしてライトを当てても、見えてくるのは臨終時の生命現象だけで、死そのものは脱け去ってしまう。デューラーの『死に襲われた乗馬者』と『騎士と死と悪魔』の二枚の絵を見ると、前者の「襲う死」は「脱け去る死」でもある。しかし後者の騎士は死を恐れない。それは「放下された死」である。ジャンケレヴィッチの一人称、二人称、三人称の死の考察では、死の現象の時間性様態と自己存在の時間性構造が連関しあっている。死は、それが死者を外から襲う事件だったとしても、襲われた者としては自分自身の死である。死は生者にとって無限の遠さにあると同時に生よりも生に近い「遠近《とおちか》さ」Fernnähe において現れる。また死は生の尊厳の感情として、無底の深海の深さと峻険な高山の高さを併せた「高深《たかふか》さ」Höhentiefe の経験で現れる。「尽十方世界は是れ沙門の全身」という長沙和尚の語が、そういった経験を余すところなく示している。

到底意を尽くしたとは言えないが、以上が当日の発表の大意である。

野家啓一さんをはじめとするシンポジウム準備委員の方々には、演者やコメンテータの選定と出演依頼に当たっていただき、またご自身も演者として、司会やコメンテータとして、絶大なご協力を賜った。しかしそれにもまして、主宰者である河合文化教育研究所の加藤万里さん、多賀悦子さん、相京範昭さんなどをはじめ、裏方をお勤めただいた方々に、心からお礼を申し上げなくてはならない。

河合臨床哲学シンポジウム・プログラム　趣意書

第14回　生命――ビオスとゾーエー

二〇一四年十二月十四日(日)　東京大学鉄門記念講堂
司会＝野家啓一
コメンテーター＝加藤　敏・川瀬雅也

発表1　野間俊一「見られることと生きること――身体の精神病理をめぐって」
発表2　内海　健「ゾーエーの回帰」
発表3　木村　敏「生と死のゲシュタルトクライス」
発表4　米本昌平「バイオエピステモロジーは何をめざすか――機械論批判の先へ」

生命――ビオスとゾーエー

多くの人間を含む生物が、日々を生き、誕生し、死んでいく。そのありようを叙述しようとする歴史は古く、生物体としてのメカニズムを解明しようとする歴史は、それよりは浅いが、その両者がともに今後綿々と続くであろう。さらに、今日生体を加工する技術（その一部は明らかに医療に貢献している）、生体のありようを日常的に管理しようとする圧力（いわゆるフーコーの言う「生政治」）が、発展もし、批判もされる。

ところで、生命体としての人間のありようは、ある視点をとってみたとき、我々が持つ日常的枠組みの、短い間に現れているということはないだろうか。

可能なものと生命の間隙：たとえば、人間は、そのときに可能なものの中から一つを選んで行為するという枠組みを持つ。この選択は、行為が実際なされるまでの、ある長さを持った時間になされる。しかし、この枠組みが完全に人間の生命活動を決めはしない。この枠組みにはふたつの未知の部分がある。まず、われわれにどこまでのどのような選択肢が現れるのか。さらに、実際の出来事はこの選択の枠組みをどこかで逃れる。つまり、人間の活動は、そのときには既在となっている可能なものを超えてそれが届かぬところにまで至るからこそ、その活動は生命的出来事となる。選択の前後に侵入し、姿を覗かせ、理性的選択の枠組みを必然的に超え出る生命。

生命の集団性が顔を覗かせる場面について：それは整列行進が続くときではない。指揮者フルトヴェングラーは、テンポ・ルバート（音楽が一定の拍の軛から自由になる間のこと）について、次のように述べている。「リズムの自由が生まれるつかの間の時には、必ずそれが〝本物〟かどうかが暴かれるものです。―中略―ルバートが作品の意味するところによって行われず〝他所（よそ）〟から出てきたものである場合、つまり人工的なものであった場合には、必ず誇張されたものになります。」

ここには、人間の生の集団性にかかわるいくつかの要素が詰まっている。「つかの間の時」と呼ばれるある短い時間。テンポが自由になり、手綱が放たれるにもかかわらず、大勢の楽員が「一斉に」ルバートにはいっていくという集団性。そしてそれが人工的にならないために必要な真正の場。ここではその場は「作品の意味するところ」と書かれているけれども、それは、作品と楽員と聴衆を一挙に包む場であると考えてよいだろう。

生が限界を越えて破壊され尽くされもすること：アガンベンの著書によってその姿を戦慄とともに広く知られることになった、アウシュビッツで「回教徒」と呼ばれた人々。彼らは、「あらゆる尊厳を捨て」、「仲間から見捨てられよろよろ歩く死体―身体的機能の最後の痙攣」であったと言う。アウシュビッツが無比の事態であったとしても、現代の延命治療が自然の病苦に手を加えて死にゆく人を「回教徒」化させたことがなかったとはたして言い切れるか。

木村はケレーニイに依拠し、個体化される前の大文字の〈生〉でもあり〈死〉でもあるものを「ゾーエー」、そこから個体化されそこへ帰るものを「ビオス」と呼んで、「生命論的差異」を構想した。この大きな構想の懐の内で、また傍らで、我々は小さな瞬間、切れ目から、様々な生命と死を論じることができるのではないだろうか。

（津田　均）

第15回　生きられる死

二〇一五年十二月十三日(日)　東京大学鉄門記念講堂
司会＝谷　徹
挨拶・全体討論＝木村　敏
コメンテーター＝野家啓一・内海　健

発表1　和田　信「がんとともに生きる」
発表2　金森　修「ビオスとタナトス」（「〈遠隔的知識〉としての死」に直前変更）
発表3　深尾憲二朗「内なる死のまなざし——てんかん、デジャヴュ、臨死体験」
発表4　大橋良介「脱け去る死でも、襲う死でもなく」

生きられる死

日本の美には破調が欠かせない。茶席で手にとった器が、つるんとしてシンメトリックであれば、何となく興醒めである。形のゆがみ、釉薬の垂れ、あるいは割れや接ぎの一つもないと、落ち着かない。そして縁の微妙な曲線に飲み口を見出す。塵一つ落ちていない庭を掃除するよう命じられた十七歳の利休は、樹をゆらして、あえて葉を舞い散らせた。

弓道も破調の美である。矢は、張り渡した弦の下三分の一のところにつがえられ、そして放たれる。的に中てるためであれば、洋弓のごとく、対称的であった方が有利である。にもかかわらず、狩猟でも、戦場でも、和弓は非対称でありつづけた。

弓道家は、的に中てるだけでは評価されない。所作の美しさが問われるのであり、射はその所作の中にある。戦前、来日して禅と弓道に励んだドイツの哲学者ヘリゲルは、「的を狙ってはならぬ」という師のことばに当惑した。西洋人にはなかなか理解するのがむずかしいだろう。門外漢の気安さでいえば、的があってそれを射るのではなく、射のいとなみが、的という対象を生み出す。ここに効いてくるのが、和弓の非対称性、すなわち破調である。静謐さの中にまぎれ込んだクリナメンが、世界の開けを響かせ、達人ともなれば、紫電清霜の美にいたる。

ベルグソンのエラン・ヴィタールが「生のはずみ」と訳されているのをみたことがある。「躍動」や「跳躍」が定番だが、「はずみ」ということばには、何かドキリとさせるものがある。エラン・ヴィタールは、文字通り、生の原理である。同時に、潜勢的で、それ自身のなかに差異がはらみ、さらにはみずからを引き裂く力をしのばせている。そこから分化したのが知性であり、そして言語である。スタイリストであるにもかかわらず、言語嫌いのベルグソンは、それを十分に展開できなかった。現実を離脱する軽やかさを認めながらも、そこに物質への親和性を嗅ぎ取っていたのだろう。

言語がもつ死の契機が最も顕著となるのは、それが命じる象徴的個体化の局面である。そしていったん個となった以上、社会と自己保存の桎梏が、「鉄の檻」のごとくわれわれの上にのしかかる。そこでは、進化の袋小路に迷い込んだごとく、生と死は個の水準に縮減されている。だが、個の中に刻印された死の痕跡を賦活させてみることはできないだろうか。

ヘリゲルの師、阿波研造は、暗闇で二本の矢を的中させてみせ、「私が中てたのではない。それが射るのである」と諭したという。個を去ることにより、原初のはずみがそこで鳴り響いた。ならば、ことばもまた、その始原において、祈りのように、あるいは呪いのように、暗闇に向けて発せられたのではないだろうか。それは自然から精神が生まれ出る瞬間である。ことばがはずむとき、個はしばし消滅し、開闢を告げる声が反復され、そこに鳴り響く。

（内海　健）

座談会・生と死のあいだで

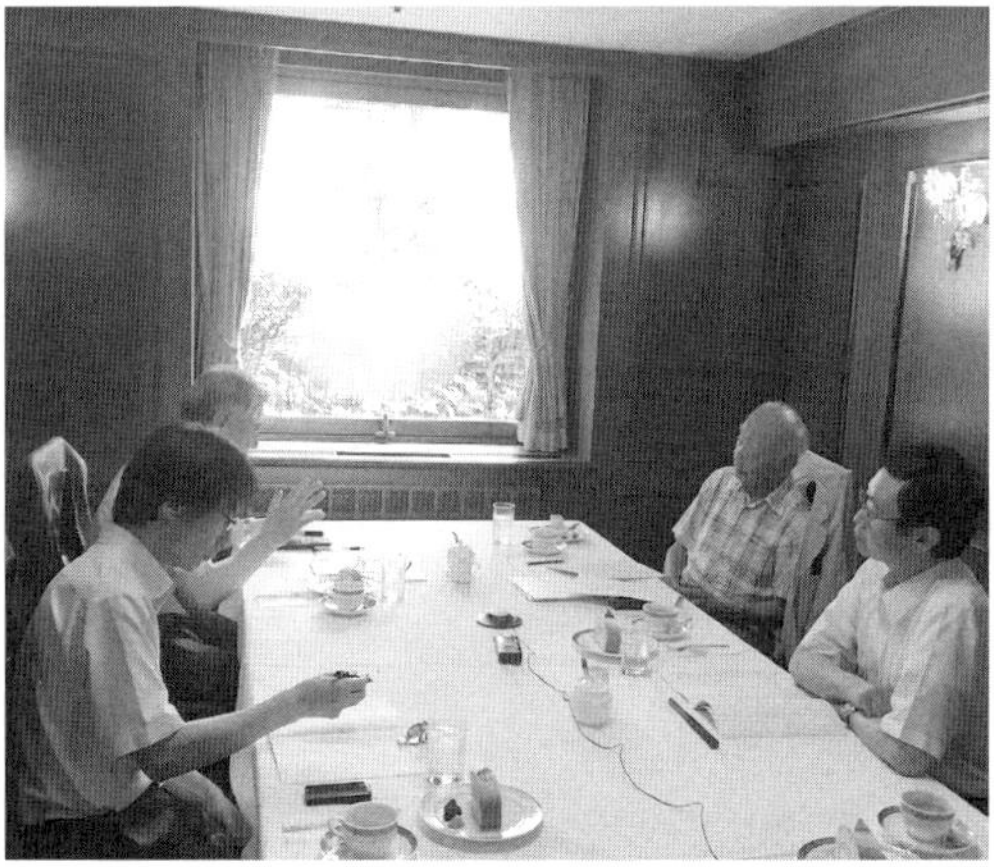

木村　敏
野家啓一
谷　徹
内海　健

ビオス的な死をめぐって
――金森修さんと津田均さん

野家　この一年ばかりの間に、臨床哲学シンポジウムとかかわりの深い津田均さんと金森修さん、お二人が亡くなられるというアクシデントに見舞われました。

津田さんはずっと臨床哲学シンポジウム準備委員会の精神医学の側の柱として、内海健さんといっしょにがんばってこられて、特に津田さんが書かれるパンフレットの趣意書は素晴らしく、いつも感服して読んでおりましたし、これからもっと活躍なさる時期でしたので、本当に残念に思います。

それから、昨年（二〇一五年）の一二月、第一五回臨床哲学シンポジウムを「生きられる死」というテーマで開催したわけですけれども、それにシンポジスト・パネリストとしてご参加いただいた金森修さんが、本年五月二六日、幽明境を異にすることになりました。

前から体調がすぐれず、一昨年の第一四回臨床哲学シンポジウム「生命――ビオスとゾーエー」のときも金森さんにお声をかけたのですが、残念ながら体調が思わしくないということで辞退されました。その後、少し回復したと言っておられたので、去年一二月のシンポジウムに、無理とは思いつつもう一度お願いしましたらご快諾いただき、当日のシンポでは本当にがんばってくださったと思います。ご自身の一人称の死ということを見据えてご発表（「〈遠隔的知識〉としての死」）いただきまして、われわれもいろいろな意味で感銘を受けました。

金森さんからは、お亡くなりになる前に、一度病院から私の方にメールをいただきまして、そこでもこの臨床哲学シンポジウムのことは、自分の記憶にも大変残る会であった、ということが書いてありました。金森さんはすでに今度のこのシンポ論集の原稿執筆と、それから校正まで終えてらしたと伺いました。死ぬ間際までご自分の責任を果たされ、生涯を締めくくられたということで、さすがと感服いたしました。彼のこれまでのお仕事を振り返りながら、臨床哲学シンポジウムの提題発表が最後の仕事になったということで、私としても金森さんに対する感謝の思いでいっぱいです。

最初に、内海さんの方から、盟友の津田さんのことについて、思い出を含めながら、この臨床哲学シンポジウムとの関わり、コントリビューション、そのへんのことをお話しいただけばありがたいと思うのですが。

内海　津田は昨年、二〇一五年の三月に亡くなりました。五五歳でした。精神病理学者としてこれからという時に、さぞ無念だったと思います。

彼は、みてすぐにわかるように、溢れるような才気をもった男でした。言葉という媒質の制約がもどかしいかのごとくに語り、そして書くものですから、なかなかこちらの理解が追いついていかない。その彼が、二〇一一年に『統合失調症探究——構造の中の主体性』（岩崎学術出版社）、二〇一四年に『気分障害は、いま——うつと躁を精神病理学から問い直す』（誠信書房）と、二冊のモノグラフを出した。とくに後者は読み手を意識して書き下ろされたもので、ようやく才が形になり始めた矢先でした。

追悼文（「追悼　津田均」『臨床精神病理』36巻3号）のなかにも書いたのですが、あまり他に類をみないような才能で、不思議なやつだなと思ってはいましたが、生前は深く考えてきませんでした。後知恵のむなしさですが、亡くなってから考えてみると、色々と思い当たることが出てきます。彼はまだ駆け出しの頃からジル・ドゥルーズを読んでいて……

木村　ああ、ドゥルーズをね。

内海　ええ。私は当時、ドゥルーズをまったく受け付けなかったのですが、今回を機に読んでみて、津田のスタイルが、ドゥルーズのいう内在性 immanence を体現していたことに気づきました。彼がスランプに陥ったとき、私のことを「つかみがいい」とかと何とか言ってほめてくれたことがあります。「自分は地を言うようなことしか書けない」などと謙遜するのですが、裏返せば、私などは上空から俯瞰しているような、気楽な知性だといっているわけです。それに対して、自分は臨床に内在しながら精神病理学を組み立てている、そういった自負があったのでしょう。実際、彼の場合、表現と内容の間にあまり落差がない。そしてミクロな所見の中に、全体性というか、普遍的なものを読み込むことに秀でていました。

晩年は何か孤軍奮闘していたところがあって、精神医学がＤＳＭや脳科学によって陳腐なものになっていくなかで、年を追うごとに、本来陽気な彼の気質、そして書いたものの中に、やり場のないいきどおりのようなものが滲み出てくるようになった。見ていて痛々しかったです。

野家 私の方から少しばかり金森さんのお仕事を紹介して、そのあと木村先生、谷さんの順で津田さんと金森さんのお二人に対する現時点での思いというか、臨床哲学シンポジウムを振り返りながら語っていただければと思うのですが。

金森さんはもともとフランスのエピステモロジー（科学認識論）といわれる学派の研究から出発しました。バシュラール、カンギレム、フーコーと続いて行く系譜です。だから処女作はフランス・エピステモロジーに関する論文集『フランス科学認識論の系譜――カンギレム、ダゴニェ、フーコー』（勁草書房、一九九四年）で、次いでバシュラールの評伝を、講談社の「現代思想の冒険者たち」シリーズの一冊『バシュラール――科学と詩』（一九九六年）として書かれたのが最初のお仕事だったと思います。

エピステモロジーは、わりと科学論や科学哲学と近いものですから、私もたしかフランス哲学会が東北大学で開かれたときに、初めて彼にお目にかかったわけです。その後は、いろいろな科学論の学会や研究会で顔を合わせるようになりました。金森さんの名前を高からしめたのは『サイエンス・ウォーズ』（東京大学出版会、二〇〇〇年）という本ですね。アメリカのアラン・ソーカルという物理学者がポストモダンの科学論というか文化論を揶揄するために偽論文を投稿して、それが『ソーシャル・テクスト』という雑誌のレフェリーを通ってしまったのがきっかけになり、そのあとソーカルがじつはあれは偽論文だったということを暴露して、それでソーカルのような個別分野の科学者の側と科学論とか文化論とかポストモダンの流れに属する人たちとの間で論争が始まったわけです。それを非常にていねいに、文献をきちっとおさえながら、単に興味半分というよりはそれを梃子に現代科学の本質に迫るような形で論じたのが、金森さんの『サイエンス・ウォーズ』でした。私もこの本からは大変啓発されましたし、この本にはたしか山崎賞ならびにサントリー学芸賞が授与されたと思います。その後、金森さんは生命倫理の方に深く関わるようになって、脳死・臓器移植とか論争中のトピックにもかなり踏み込んで、時事的な発言まで含めて、活躍なさっていたと思います。

後期というか、今から振り返ると晩年になるわけですが、フーコーのビオポリティックあるいはバイオポリティックス、「生政治」と訳されているのでしょうか、もともとエピステモロジーの研究から出発されたそのへんの知見を十分に活用して、フーコーの生政治の射程距離を大変目配りのきいた論考で明らかにした、というのが後期の金森さんのお仕事だったと思います(『〝生政治〟の哲学』ミネルヴァ書房、二〇一〇年)。

それで、最後に刊行したのが――ああ、これは最後ではないですよね――『科学の危機』(集英社、二〇一五年)という新書ですけども、これは第一次世界大戦のときに毒ガスを開発した、しかし一方でノーベル化学賞の受賞者でもあるフリッツ・ハーバーというユダヤ人科学者をメインに据えて、科学者の二面性、それを非常に鋭い形で、そしてそれと結びつける形で現在の科学の有りようをきちんと批判するという、いかにも金森さんらしいスタンスがよくあらわれた本を出されました。

その後、これまでの論文をまとめるような著作を二冊『科学思想史の哲学』（岩波書店、二〇一五年）、『知識の政治学――〝真理の生産〟はいかにして行われるか』（せりか書房、二〇一五年）をまとめられて、それが多分彼の最後のメッセージになったのではないかと思います。生命倫理の分野でも、科学論の分野でも、これから金森さんの発言が待望される、期待されるようなというときに、誠に残念ながら、亡くなられたというのはわれわれとしても本当に慚愧にたえないところだと思います。

ただ、金森さんは書かれたものをたくさん残されていったので、今回のシンポジウムの記録も――この記録が多分金森さんの最後の活字になる論考ということになるかもしれませんが――私としては今後とも学ばせていただきたいと思っているところです。

木村　ぼくは津田さんはもちろん同業者ですし、よく存じ上げていたんですが、金森さんのことはね、本当に不勉強でというか何にも知らなかったんですよ。だから、金森さんのことについては、今度のご発表以外に何にも申し上げることはないんです。

津田さんはねえ……どう言えばいいんだろうな。ぼくは津田さんのことは、うまく言えないですが、本当に今度のことは残念というか。どこか私ね、津田さんの中に、ちょっとちぐはぐなものを見てたんですよ。もちろん生前にそれを表現することはできなかったし、今になっても、うまく表現できないんだけど。何なんでしょうね。書いておられることと、本当に思っておられることというのが、どこかピタッといかないものを感じてたんです。

それを明らかにすることができないままに、津田さんが亡くなってしまわれたっていうのが、本当に残念なんだけど。どこかで津田さんといっぺんきちんと話をしておきたかったなあ、という気持ちはずっとあるんですよね。ちょっとそれ以上うまくは言えないですが。

野家　津田さんがこの臨床哲学シンポジウムにメイ

ンの企画委員というのでしょうか、加わられたのはいつ頃でしょうか。

木村　それは、このシンポジウムが東京で新たに始められるときからですから、二〇〇三年ですか。もうずいぶん前になりますね。

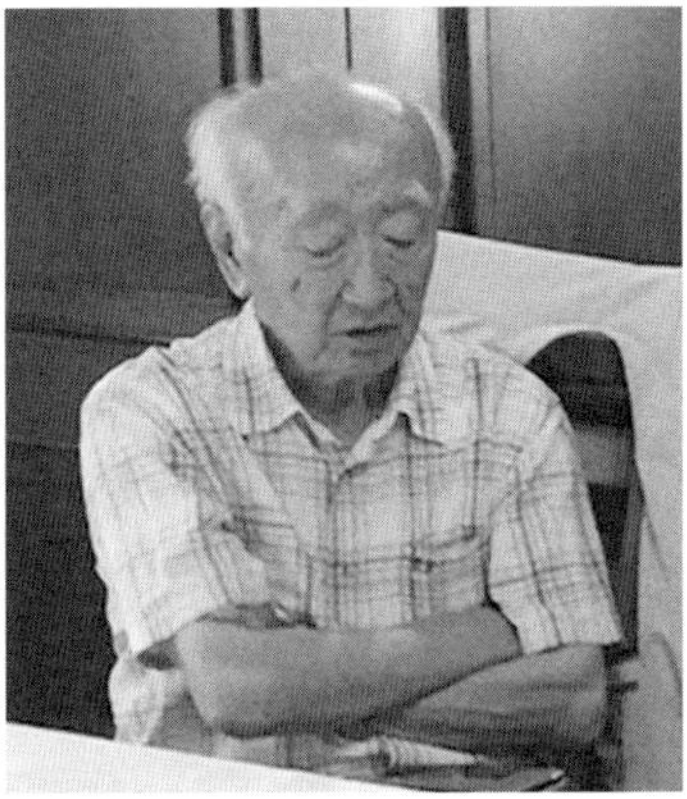

木村敏氏

沈黙を語る、沈黙を聞く

谷　私の場合、金森さんに関しては、多分、お目にかかったのは木村先生よりは早くて、十何年か前にお目にかかったことはあるんですけども、あまり交流というものはなかったんですね。会っている回数としては多分津田さんの方が多いと思います。

ただですね、今日はいろんな意味で私は沈黙していた方がいいのではないかと思っていまして。沈黙していた方がよいというのは、ひとつにはそれほど知らない人に対して余計なことは言えないと、そういう意味での沈黙でもありますし。

もう一つは、とりわけ前回金森さんの発表を聞いたときに感じたことと関連しているんです。つまり、われわれ哲学をやってる人間はよくしゃべります。鷲田清一さんもそんなこと言ってましたけど、哲学者はよくしゃべるわけです。つまり、言葉に対する信頼が非常に高い人種（?）だと思うんですね。少なくとも言葉を使わないことには、哲学は成り立たない。

でも金森さんは、あのときに一人称の死、金森さん自身の死という問題について、むしろあえて語られなかった。語らないっていうのは、その場に言葉として現われてないわけです。語らないわけですから、その場に共有されるような、現れてくるような、オープンになるということがない。にもかかわらず、彼が語らないことの方が、むしろあの場面のなかで響いていた。そういう感じだったと思うんですね。

この語らないこと、つまりある種の沈黙、無言、あるいは語り得ないこと、という語り方もあるかもしれませんが、そういうものが支配している。その支配している雰囲気のなかで、彼の語る言葉のほうは、通常の言葉として響いてきている。だから、彼の言葉は、要するに二重写しになっていたわけですね。つまり語る言葉と語らないことが、両方一度に。あの場合、適切に表現できないのですが、ある種のポリフォニー、というのもちょっと違うような気がしないでもないんですが。何やら、音楽のなかのゲネラルパウゼみたいな。音なし状態ですね。このほうが比喩としてはいいのかもしれませんけど。そんな感じであったし、そういうものを、昨年暮れのシンポジウムでの彼の発表のなかでは非常に強く感じました。その意味で、われわれは言葉として聞いていたこと以上のことをあのとき聞いていた、という経験をしました。そういう次元があのなかで開かれた。そのあとにわれわれがこうして座談会をすると、また言葉を使うわけですけど、じつにこう、居心地の悪さみたいなものを感じてしまう。そういう意味でできるだけ今日は沈黙していようと、思った次第なのです。

多分、こういう語り得ない、あるいは語る言葉から抜け落ちていく部分っていうのは、これはまあ今日の議論のなかで出てくるかどうかわかりませんけど、ふつうの意味での「意味」ではない。語るということのなかにはいろいろ入っています。言ってみれば、生の遂行のような、動詞の意味での「遂行する」という、「遂行していく」ということそのことに関わるような次元が開かれていて、これはふつうの言葉の「意味」にのってこないですね。その問題を、どこかで今日話し合えたらいいのかな、と思います。まあ結局こうやって言葉にしてしまうわけですが。にもかかわらず、それがいつも背後で鳴り響いている、そういう場面に入っていけたらいいのかな、というふうに思っています。

この文脈で、お二人の存在と、それから不在というものを感じる次第です。

野家 はい。ありがとうございました。谷さん自身は沈黙なさらない、ということですね（笑）。実は、ぼくも金森さんのご発表、臨床哲学シンポジウムでの話を聞いて、ちょっと谷さんと似たような感想をもったわけです。というのは、金森さん、一昨年は入院中ということでお断わりになられて、それで昨年多少体調は悪いかもしれないけれど、ぜひ出てみなさんと議論がしたいっていうことだったので、ぼくとしては一人称の実存的な語りをある意味で金森さんに期待していたようなところがあった。その意味では金森さんのご発表の内容は、あまりに三人称的すぎて、ぼくははぐらかされたような気がしたわけです。

木村 ああ、それはあったかもしれませんね。「遠隔的知識としての死」という形で、ご自分の死をどこか三人称的な「知識」として語られた。

野家 ただ逆に言うと、今、谷さんが言われた、あそこで金森さんがあえて語らなかったことの意味……たしか、林達夫でしたかね、前に自身の戦時中の「沈黙」について、réticence というレトリックの技法、語らないことによって何事かを語ってしまう、ということについて、戦後になって触れていたことがありました。何か金森さんにはそういうふうな、自分の実存的な体験についてはとにかく語らない。語らないことでそこに滲み出てしまう、ただならぬ雰囲気とか、佇まいみたいなものが、金森さんのご発表を聞いたときに感じたことでした。だからその意味で、谷さんが指摘されたのは正確に金森さんの意図を掬いとっていたのではないかと思うのですが。

内海　私が金森さんに会ったのは、あのシンポジウムが初めてでした。司会にあたって彼のバイオグラフィを確認したのですが、私と同じ年に大学に入っており、同年代なのです。そんなこともあって、シンポが終わったあとに、彼の病状がどんなものかもわからぬまま、エールを送るような意味でお手紙をさし上げました。返事は不要と念押ししたのですが、ていねいに返信をいただきました。そこには「大袈裟に言えば、日本の文化水準の維持・保護のために余命を捧げたいです。その「余命」がどのていどのものなのか、私には分かりません。ともあれ、最後まで頑張るつもりです」とありました。

最後に病をおしてシンポジウムに出てこられ、三人称の死について語り、そしてその原稿をこの論集のために早々と書き上げられた。私はといえば、今日の時点で、まだほとんど書いてないという体たらくです。健康な私がこんな状況なのに、病魔と闘っていた彼は、すでにもう校正まで終えて、そして鬼籍に入られた。

一昨年のこのシンポジウムのテーマの「ビオスとゾーエー」ということでいえば、金森さんは、まさにビオス的な生を、ビオス的に終わらせたのですね。ポリスの生における責務をしっかりとまっとうされた。同時に、その向こう側に逃れ去る一人称の死というのは、語りえぬものとしてわれわれに託していかれたような気もするのです。

谷さんが沈黙について語られたので、のちの議論のために触れておきたいのですが、ビオスからみて、その彼岸にゾーエーというものがあると仮定すれば、その間には言語というものが横たわっているような気がするのです。これは、野家先生の物語論のなかで、物語り得ぬものの次元の位置づけが、ウィトゲンシュタインのように単に黙さねばならないというものから、どのように変遷してきたか、ということにも関わるのではないかと思います。

野家　ちょうど今、ビオスとゾーエーという一昨年のシンポジウムのテーマにうまく話をつなげていただいたわけですが、私の物語論のことはさておき、木村先生の哲学ないしは人間学のなかで、生命論という主題が出てくるのはわりと後期に属している。つまり、最初期に「あいだ」論があって、そこから時間と自己との関わりを追求され、それらを踏まえた上で『偶然性の精神病理』あたりからでしょうか、「生命」という問題がせり上がってくる。ビオスとゾーエーの「生命論的差異」と木村先生は呼んでおられたでしょうか、この対概念はカール・ケレーニイというギリシャ神話学者から学んだと言っておられましたが、それ以前の先生はビンスワンガーやヴァイツゼカーといった精神医学者から強い影響を受けつつ、日本の文化的土壌に根差した「あいだ」という概念を彫琢してこられたと思います。それが「あいだ」から「生命」ないしは「ビオス／ゾーエー」へいたるプロセスが、私など外から眺めている人間にはいま一つ腑に落ちない。そのあたりの先生の問題意識の転換について、ご自身の口から語っていただければ、大変ありがたいのですが。

木村　いや、それはすごくむずかしいですよ。どうしてぼくが生命ということに入っていったか。それは本当に難しい。ちょっと待ってください。それはそんなに簡単にはいかないので。

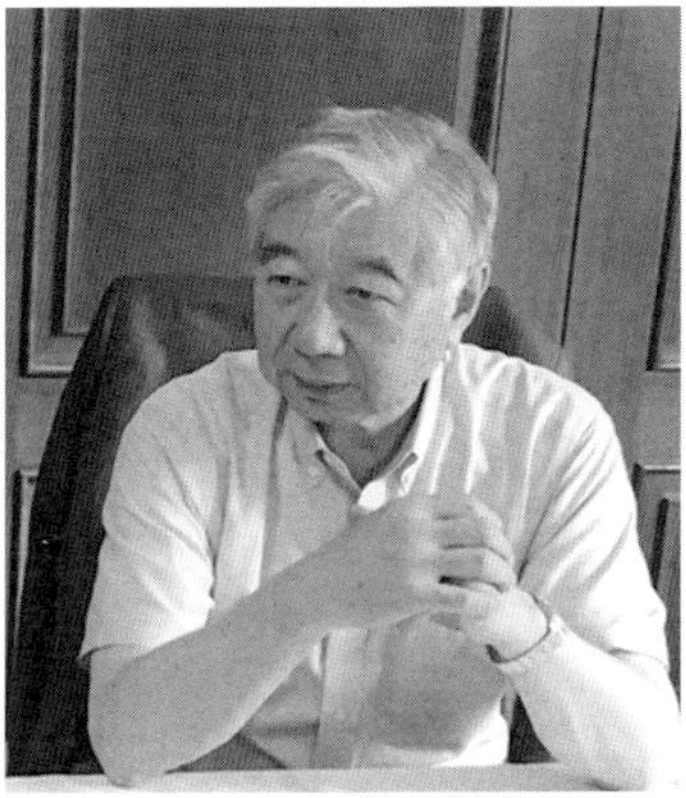

野家啓一氏

野家　ええ、それはもちろんそうだと思います（笑）。じゃあ、その問題は座談会の最後の方にもってくることにして。

内海さんなんかは木村先生のお仕事を継続的に見てらして、その、生命みたいなことに関わり始められたような場面をどういう観点から見ておられたのか、そのへんをお聞きしたいのですが。

統合失調症の軽症化のなかで

内海　木村先生の生命への親和性は、ある意味、接していればすぐにわかることです（笑）。ちょっと思い出話的になりますけども、私が木村先生に最初にお会いしたのは、医学部最終学年に在籍していた一九七八年です。名古屋市立大学にうかがったのですが、溢れるような生命性を浴びるというか、その貫禄に圧倒されました。ちょうど宇宙人のような中井久夫先生が傍らにおられたので、余計にきわだった印象がありました。医者になってからは一九八三年に、東大出版会の「分裂病の精神病理」シリーズのワークショップでご一緒しました。当時の私にしてみれば、木村先生は気軽に言葉をかけることのできない伝説中の人物だったので、懇親の席でも傍らでお話しされるのをうかがっているだけでした。その時は、先生が「てんかんの存在構造」（木村敏編『てんかんの人間学』東京大学出版会、一九八〇年）で、「イントラ・フェストゥム」ということを言い始められてまもなくの頃だったと思います。

木村　全然、年代を言われてもわからないんですが。

内海　先生との邂逅は私にとって一大イベントだったので、私が一方的に覚えているだけです。その折に、各人どの気質にアフィニティがあるかという話題になり、先生が「私はイントラ・フェストゥムである」とおっしゃったのを覚えています。

木村　そんなことを言いましたか？

内海　ええ、よく覚えています。「我が意を得たり」

と思いました。それから、先生の初期のお仕事として、非定型性精神病の研究がありますね。

木村　はい、非定型精神病が、イントラ・フェストゥムですよね。

内海　先日、歌人の河野裕子さんの息子さんが書いた手記を読んだのですが、河野さんが乳癌の術後に精神的に不安定となられ、家族が困り果てて、木村先生のところに連れて行かれた時のことが書かれていました。先生との出会いを機に、河野さんは回復に向かわれ、乳癌の再発に際してもそれを冷静に受け止め、亡くなる前日まで、多くの歌を詠まれたそうです。このエピソードには後日談があって、実は河野さんは、高校生の頃に、先生の診察を受けておられたそうで……

木村　そのことは最近まで全然知らなくて、あとでわかったことなんですね。若いとき、河野さんの結婚前にぼくが一度お目にかかってるんだってことですね。

内海　その当時の河野さんに対する先生の診断名が「間脳症」というオリジナルのネーミングで。

木村　あれもいろいろ裏話があるんです。あれは脳波をしょっちゅうとらなきゃいけないものですから、それを保険で通さなきゃいけない。そうすると、ありきたりの病名では保険が通らないんですよね。それで困ってああいう間脳症という名前をつけたんですね。

内海　先生が当時お勤めになられていた病院の地域に、そうした類型が多いということをうかがっていました。

木村　そうなんです。

内海　「間脳症」というのは非定型性精神病のことで、まさにイントラ・フェストゥムです。ですからある意味、先生の出発点に生命的なものがあったということになります。ただ当時は、何と言ってもやはり統合失調性というとてつもない病があったものですから、先生もまたそれに対して叡智を傾けられていくことになります。そこから存在論的差異だとか、「あいだ」であるとか、「ノエシス、ノエマ」といった具合に、統合失調症にアフィニティのある思考を展開されていった。それが一段落したということと、それから、やはり統合失調症自体が急激に軽症化してきたという変遷があります。

木村 はい。そうなんですね。時代の流れというのでしょうか。統合失調症の症状そのものが軽くなっていったわけです。

内海 そして、それと同時に、境界例であるとかあるいは双極性障害といった病理が少しずつクローズアップされてきた。それと、先生がイントラ・フェストゥム概念を提出されたタイミングが一致するような気がするのです。あえてまとめれば、存在論的差異から生命論的差異へという流れでしょうか。

木村 やっぱり生命ということをしきりに考えるようになったのはその頃でしょうかねえ。

野家 谷さんの方は木村先生の精神医学、哲学との出会いは、どのへんが出発点になっておられるわけですか？

谷 もちろんお名前は前から知っておりましたけども、先生と親しくお話するようになったのは多分、拙著の『意識の自然――現象学の可能性を拓く』（勁草書房、一九九八年）を先生にお送りして以降です。

木村 ああ、谷さんのあのご本は良い本でしたね。

谷 ありがとうございます。それで、そのあと、このシンポジウムに呼ばれるようになっていったという感じです。木村先生の、狭い意味での精神医学的な研究については内海さんのような専門家じゃないとわか

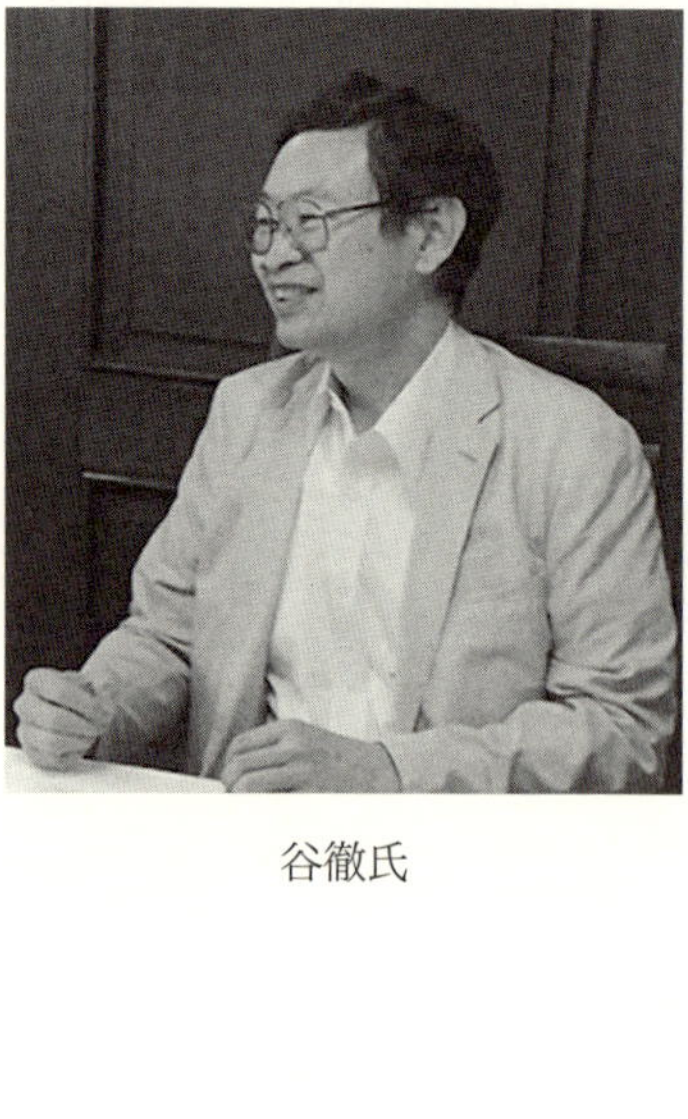

谷徹氏

らないことがいっぱいあるんですが、もう少し広がったところ、つまり生命といった問題に移行される場面で一つ思うことがあります。先生がアクチュアリティという、最近の野家さんの解説で強調されている概念ですが、これをいつ頃から使われるようになったかよくわからないんですが、わりと新しい？

野家　アクチュアリティはわりと、ぼくの印象だと新しい。

谷　そういう気がしますね。

野家　ただ先生が、あとから振り返って、ドイツ語の Realität と区別された Wirklichkeit、あれがアクチュアリティと通ずるのだっていうことを先生が書いておられたと思います。

谷　そのことと何か関連があるような気がするんですが。それはどういうことかというと、ものすごく大雑把な言い方をすると、ノエマ的なものよりも先生の場合ノエシス的なものに対する感受性が鋭いというか。これはメタノエシスっていうような言葉、あるいはこれはノエシスのノエシスでももちろんありますけれども、先ほどちょっとだけ示唆したような、遂行する、という契機、しかも、ある種の知を含んだ遂行の契機。あの契機とアクチュアリティとが結びついているところがあるような気がするんですね。

先生の代名詞ともいうべき「あいだ」という発想は、ものすごく射程が広くて、ある意味でノエマ的な方面にも使えるし、他方でノエシス的な方面にも使える概念なんですが、後者の一つの可能性の方向が生命論的な問題に展開しているんじゃないか、というふうに私としては見ていまして。最近、私自身の考え方もノエシス的なものの遂行、これでもう一度とらえ直してみようっていうそういう感じが自分のなかにありまして、その点で木村先生と響くところがあるかなあ、という感じがしています。いかがでしょう（笑）。

野家　ぼく自身が木村先生の本を読み始めたのはかなり早くて、七〇年代の前半でしたね。先生が最初紀伊國屋新書で『自覚の精神病理――自分ということ』

を出されて。あれは、ちょうどぼくが修士論文を書いているときに、今でいうと、煮詰まってきて、書けなくなったことがあって。そのときに、わりと紀伊國屋新書は精神病理関係のものを出していましたね……。

木村　紀伊國屋新書に精神病理関係のものってそんなにありましたっけ？

野家　ええ。荻野恒一さんとか。

木村　ああ、荻野恒一さんね。

野家　『現存在分析』（一九六九年）を書かれて、宮本忠雄さんも何か出されていた……。

内海　『精神分裂病の世界』（一九六六年）ですね。

野家　そのへんのを読み始めて、とくに木村先生の『自覚の精神病理』はかなりハイデガーとか、西田幾多郎とか、哲学の方に踏み込んだ議論をされていて。たしか離人症の分析から始まっていました。直接に論文のヒントを得たわけではないのですが、そこから突破口がひらけそうな印象を受けたんですね。それでたしか、修士論文にも先生の『自覚の精神病理』の一節を引用させていただいた覚えがあるのですけれども。それ以降、『人と人との間――精神病理学的日本論』（弘文堂、一九七二年）とか、先生がいろいろと書かれているのを読んで。あとは講談社現代新書で『異常の構造』（一九七三年）でしたか。ただ、先生に実際にお目にかかったのはだいぶあとになってからで、京都の国際高等研究所で、たしか、ぼくと先生は別の研究会だったのですが、たまたまエレベーターに一緒に乗り合わせて。

木村　ああ、そんなことがありましたか。あの頃は国際高等研へはしょっちゅう行っていました。

「あいだ論」と「生命論」の　あいだの Differenz

野家　それで、ご挨拶したのが先生に面識を得た最初だったと思います。その後も持続的に、ある意味では先生のお仕事を、完全にではないですけれども、フォローしてきたつもりではいます。ですので、やっぱり生命論の方向へ先生が踏み込んでいかれたときに、ちょっとあれっ？ ていう印象はありましたね。今までの「あいだ」論とか、「モノとコト」との存在論的差異の議論とどうそれがつながっていくのか。そのへんが、ちょっといま一つ、自分のなかでも整理しきれないようなところがあったのですが、河合ブックレットの『からだ・こころ・生命』（河合文化教育研究所、一九九七年）ですか——今度講談社の学術文庫に入りましたけど——、それに解説を書いてくれと言われて。

木村　河合ブックレットの『からだ・こころ・生命』ですね。あの解説も野家さんにお願いしたんでしたね。

野家　それでぼく、その中の先生の二つの講演を読んで、ああなるほど、と。なぜ生命につながるのかが、かなり腑に落ちたような気がして、それで解説を書かせていただいたわけです。そういう印象がありました。

内海　その、腑に落ちたところをちょっと教えていただけないでしょうか。

野家　腑に落ちたっていうか、どう言ったらいいんでしょうね。先生はそのとき、個体的自己と集団的自己みたいなことに触れられて、多分、先生の音楽の合奏体験なんかとからめて、つまり、自己を成り立たしめている「あいだ」という事象が深く生命の根源的なところに関わっていて、それが個体的な生命、つまりビオスとして出てくる、さらにそのいちばん下のところに、集団的生命、根源的生命っていう、先生の言葉で言うとゾーエーといった層があると。それが「あいだ」の現象としても出てくるのだけれども、その根底には根源的生命がある。そこのところの差異を、先生はビオスとゾーエーとの関わりというか、生命論的差異というふうに言っていらしたと思うのです。だから、個体、つまりビオスは死んでも、ゾーエーの方は死なない、ずーっと、生命の流れとして続いていくと。

ただ、先生はその時に、それは集団的主体性みたいな方へ結びつけて、下手をするとこれは全体主義だと誤解されるおそれがあるっていうふうに、たしか述べられていたかと思います。つまり、どちらかというと、ヨーロッパ的な生命論というのはビオスの方を強調する、個体的な生命を強調する方向へいくわけですが、それに対して、より深い次元でゾーエー、集団的な生命とか、根源的生命っていう、そちらの方を強調すると、個体に対する共同体みたいなものを優先させるような思想と結びつけられるんじゃないか、というふうな危惧を先生は持っておられたと、ぼくは読んだのですけれども。「あいだ」もそうですね。個体的な、個人っていうのに対して、個人と個人の間に、はっきり言えば、自己っていうものも、その「あいだ」にある存在だ、という考え方。

先生は、これは、自叙伝『精神医学から臨床哲学へ』(ミネルヴァ書房、二〇一〇年)のなかで、ドイツに最初に留学されたときに、鬱病の研究、ドイツ語もまだおぼつかない頃だったので、患者さんとスムースな会話ができず、なるべくしゃべらない患者さんを相手にしていた方がいいということで(笑)、鬱病患者を相手にされたという。

木村 鬱病はあんまりしゃべらないかなと、その時はそう思ったんですけどね。

野家 そのときにたしか、ルース・ベネディクトの罪の文化と恥の文化という『菊と刀』に出てくる学説、先生はベネディクトのそれに示唆をうけながらも、ちょっとそれは違うんではないかという疑問をお持ちになった。つまり西洋の方はキリスト教の神に照らして内面的に罪に悩む罪の文化であり、日本の場合は外面というか世間の目というものを意識して対世間的な恥を善悪の基準にする恥の文化とか、ベネディクトの言うようにそういう単純なことではなくて、もっと根本的なところに「あいだ」って現象があるんだ、と。そしてそれを、たとえば対人恐怖症とか、そういったことを例にとられながら、議論をされていたと思うのですけれども。

その「あいだ」、個人のなかに完結しない「あいだ」という現象が、生命の場合には個体的生命に完結しない、ゾーエーという方向へ深化、深まってきたのかなという、そこのところで、「あいだ」論と生命論が何となくぼくのなかで結びつくような気がしたわけです。そんなところを、私はあのブックレットの解説でちょっと触れたと思います。

木村 ハイデガーに「存在論的差異」と言われる概念がありますでしょ？ Ontologische Differenz ですか。それはその、Sein 有るということと、有るものという、Seiendes ですけども、それははっきり違うんだけど、この Sein と Seiendes の違いこそが Sein ということなんだ、とハイデガーはどこかで書いていたと思うんですよ。

存在論的差異が、いま正確には思い出せませんけど、ハイデガーの „Sein und Zeit" ではそれを、たしか「超越」Transzendenz と書いていたのかな。その超越が——ぼくは哲学者を前にしてそういう話は本当にできないんだけど——簡単に言ってしまえば、Sein と Seiendes との、存在と存在者との差異こそが存在であると。

野家 Sein そのものだと。

木村 というのが、ハイデガーの考えだと思うんです。ハイデガーの『存在と時間』„Sein und Zeit" を辻村公一先生に教わっていたのは（辻村先生は『有と時』と訳されるわけですけれども）一九六一年に三〇歳でドイツに行く前ですから、だからかなり若いときから、存在論的差異と存在それ自身との関係ということは、頭にあったんですね。

今のその生命論を始めてから、生きている生と生きているということの違い、それを生命論的差異と名づけたわけなんだけど、やっぱり「もの」と「こと」でしょうかねえ。生命という「もの」というように生命をとらえた場合と、生きているという事実、「こと」としてとらえたときに、そこには差異があるだろう。その差異こそ生命の一つの姿ではないか、ということをしきりに考えたことがあるんですよね。

さっきのその生命論的差異の話っていうのは、それをそういう形で、生命が生きているという、これは出来事でしょうね。そうした「こと」と、生命をノエマ的にというか、客観的な実在として見たときに、つまりそれを「もの」としてとらえたときとの差異というか。

野家 それだと、谷さんの領域の意識の場合もそうですね。意識を対象化してとらえる場合と、とらえる意識自身は遂行態にあって対象化できないという、そのへんの差異というか。

谷 まさに木村先生が考えておられる問題と重なってきていると思います。先ほどちょっと、遂行するって言いましたが、遂行するっていうことのなかで初めて、見える「もの」が「もの」として見えてくるわけですけど、遂行している活動そのもの、というより、その「こと」はそのなかには見えてこない。むしろそこから退いていく、と。そういう構造がある。だけど、この遂行をはずしてしまったら、へんな言い方ですけども、ある意味で「もの」もなくなってしまう。

内海 遂行は背後に退くわけですね。

谷 はい。ある意味で、ですけども。

内海 遂行そのものがなかに書き込まれていく、そういうことでしょうか。

谷 今のはおそらく多面的な問いだと思いますが、最終的なあらわれとしての言語の問題ともからんでいます。そもそも、すべての遂行というのは本来あらわれてきてはいけない、って言ったら少しだけ言いすぎですけど、基本的にはあらわれてこなくてよいのに、

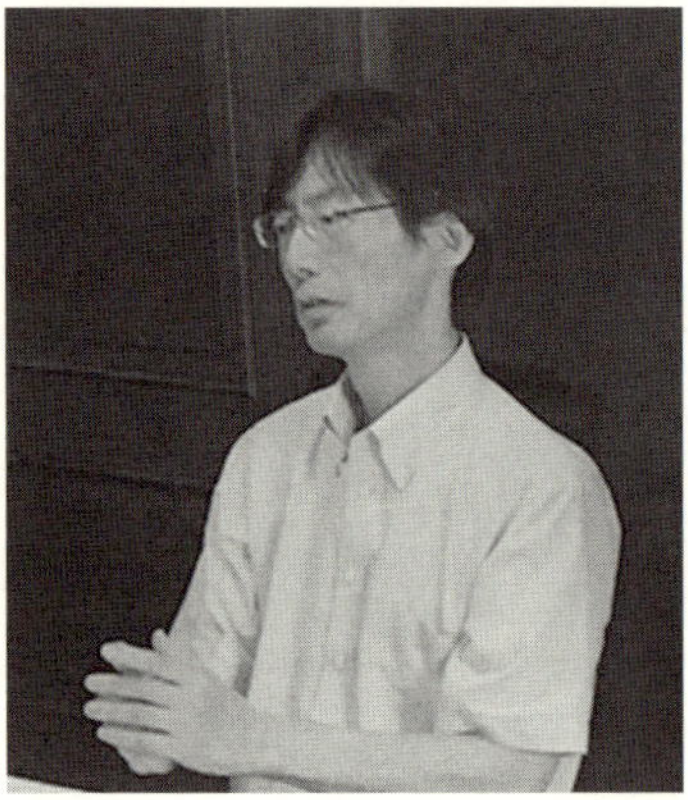

内海健氏

にもかかわらず、あらわれてくるっていうある種の逆説があると思うんですね。

先ほどの金森さんの話とも微妙にからむところがあるんですが、われわれが何かを語るということをやるときは、単純に音声とか言語とか、あるいは文字を産出しているわけではなくて、それを支えている遂行を、言ってみれば全身を以て、全身全霊を以てやっている。そのとき、ある種の媒体機能、つまりそれ自身をあらわしているわけではないけれども、にもかかわらずそれを通してしか、明示されるものがあらわれてこない、そういう媒体機能をわれわれは実演、遂行している。そして、ふつうあらわれないけれど、時に過剰にあらわれたり、逆に、あらわれさせねばならなくなることもある。

そしてそれが、余分なところまで言ってしまえば、多分、先生が言われるアクチュアリティとともにメタノエシスの問題と重なっていて、この遂行が共振というか、周りのものをいっしょに動かしている、そういう場面が同時に開かれてあらわれている、ということに気づかれたのがメタノエシスって概念なんだろうと考えています。

「イントラ・フェストゥム」が拓いたもの

木村　そうですよね。やっぱりそれは、イントラ・フェストゥムというありかたにぼくがひどく惹かれたのはそこなんだろうと思うんですね。それこそ、まあ、お祭り騒ぎではないにしても、それに似た構造になるから。

野家　最初先生は、『時間と自己』(一九八二年)においてポスト・フェストゥムとアンテ・フェストゥムという分け方をされて、それぞれを鬱病患者と分裂病患者に対応させて、それにあとから補足する形でてんかん患者に対応するものとしてイントラ・フェストゥムをつけ加えておとりあげになった、という印象があるのですが。

木村　はい。そうだと思います。アンテ・フェストゥムとポスト・フェストゥムはまあ、もちろん辞書にも載っている言葉だから、もともと対になってあるわけでしょう。しかし、「イントラ・フェストゥム」というのはぼくの造語です。「祭の最中」という意味を言いたかったから、最初は単純に「イン・フェストゥム」in festumでいいと考えたわけです。

そしたら、当時いっしょに仕事をしていた中井久夫君が、それでは駄目だっていうんです。彼はラテン語の文法のことをよく知っているでしょう。ぼくはラテン語の文法なんかもちろん全然知らないんだけど、形容詞の格支配の関係で、インだと「イン・フェスト」in festoにしなければいけない、イントラだったらフェストゥムで受けられる、と彼は言うのです。それで変な恥をかかなくて済みました。この頃、野間俊一君が「祭に逆らった生き方」という意味で「コントラ・フェストゥム」contra festumなんて言っていますが、あれは言えるらしいですね。

文法も知らない古典外国語で造語をして新しい概念を作るなんて、考えてみれば恥ずかしいことなんだけど、最初はごく単純に考えていたのです。アンテ・フェストゥムっていうのは先走った生き方なんだから、これは分裂病にピッタリだ。ビンスヴァンガーは、登れもしない高みへ登ろうとして失敗するVerstiegenheitなんていうことを言うわけですけども、彼はこれが分裂病の生き方だと言うんですね。これを時間的に言うと「アンテ・フェストゥム」ということになるでしょう。

「ポスト・フェストゥム」の方はまあ、鬱病が代表的な病態です。その当時の鬱病理解というのは今と全然違って単純なものだったんですけど。いつも「後悔先に立たず」で、もう終わったこと、済んだことを悔やんで自分を責めてばかりいるのが鬱病だろう、というようなことを考えていました。それでぼくは最初のドイツ留学（一九六一～三年）のとき、日本人固有の罪の意識とドイツ人のそれとを較べて、それで日独の鬱病の比較をしたのです。それが結局、ぼくの学位論文になったんですけどね。

それで、アンテ・フェストゥムとポスト・フェストゥムだけでよかったのが、どうしてもそこへやっぱり、てんかんの、祭りの最中っていうのが要る、ということになったんですね。

野家 その対概念が出てきたのは、中公新書の『時間と自己』(一九八二年)あたりが最初ですか。

木村 その三つが出てきたのはそうですね。イントラ・フェストゥムまで含めてね。

野家 その前からアンテ・フェストゥムとポスト・フェストゥムが?

木村 いや、もうほとんど三つ同時に。ほとんど同時だと思います。

野家 たしかその、ポスト・フェストゥムについては、ジョゼフ・ガベル、『虚偽意識――物象化と分裂病の社会学』(人文書院、一九八〇年)、イデオロギー論を書いたガベルを、うろ覚えですが先生、引いておられたんじゃないかと思いますが。

『時間と自己』も私は非常に印象深いというか、影響を受けた本なんですけれども、まさにその、われわれ哲学者が時間を論ずると、どうしても抽象的になって、収拾がつかなくなる(笑)。ところが先生は、具体的な患者さんの症例を目の前に置いて、それで時間を論ずる、ということで、それが非常に印象的でもあり、また、示唆を受けたわけですけれども。

恥とゾーエー

内海 先ほどの、ベネディクトの話に戻りますが、「ビオスとゾーエー」というテーマとからめて、ちょっと思いついたことがあります。罪と恥というペアを考えると、ちょうどビオスとゾーエーに対応するような気がするのです。

木村 罪と恥がですか?

内海 はい。罪はビオス的なもののように思います。

木村　罪がビオス的。

内海　ええ。ポリスの生における、いいかえるなら、法あるいはロゴスの内部におけるあやまちです。それに対して恥というのは生命的なもの、ないしはゾーエー的なものがビオスの世界に出てくるときに起こります。出してはいけないものが出てくるようなものですね。

　われわれが恥をかいたときには顔が赤くなりますが、じつは人間の顔面というのは――これは三木成夫さんの比較解剖学によるのですが、身体の表面にありながら、体壁系（外胚葉）ではなく、むしろ内臓系（内胚葉）に属するということです。つまり顔には内臓が突出している。

木村　ああ、そう。内臓が顔に。

内海　とくに口唇は、粘膜がめくれあがっている。他の動物ではきちんと中にしまい込まれています。また、口を中心にした顔面の広い部分が、鰓に由来する筋肉で構成されています。本来出してはいけないものが出ているわけで、長い間、人間はあまり顔を大っぴらにさらすことはなかったのではないでしょうか。それが近代以降、お互いの顔を見せ合うことがタテマエとなり、よけいに恥を感じる場となったのかもしれません。しかし欧米では、恥は強力に隠蔽されます。鬱病の場合も、罪を語りながら、じつは恥というものにかかわっているような気がします。

木村　ああ、そうですか。恥の方がむしろゾーエー的であると。

内海　のような気がします。アガンベンのゾーエーはそうですね。とりわけムスリムの生などは。

木村　そうか。なるほどねえ。ぼくは、罪の文化と恥の文化なんて、ベネディクトの言い方、並べ方をすると、どうしても恥の文化の方が浅い、というような感じを持っていたんですけどね、そうじゃない。むしろ恥の方が生命的で深い、逆を考える。それは面白いですね。

内海　日本人だからかもしれませんが（笑）。恥をかかされれば、もしかしたら相手を殺すかもしれないし、自分が死ぬかもしれません。でも罪ではそうならないような気がするのです。

野家　ヨーロッパの罪というのは常に神を媒介にしますね。だから、人間同士の間では罪は成り立たない、というか、神を媒介にしてしか成り立たない。木村先生はたしか、これについて衛星中継型という表現をどこかでしていらっしゃった。罪が成立するためには、人と人との間じゃなくて、神を媒介にして罪というものが初めて成り立つということをたしか、衛星中継型と言われて、うまい表現だな、とぼくは感心したおぼえがある。

木村　そうでしたっけ？　全然おぼえてないですが(笑)。

野家　恥の場合にはやはり、「あいだ」が問題になってくる。だから神という実体をおくか、「あいだ」という非実体をおくかの違い、というか。あるいはそこに、いま内海さんが言われた、ビオスとゾーエーが罪と恥に対応するということがつながってくるのかなと、いま話を伺っていて思ったんですが。

内海　恥のトポスとしての「あいだ」を、水平「あいだ」から垂直「あいだ」に転換してみたわけです。

谷　今の話は面白い。ひと言介入していいですか？　沈黙するつもりだったのですが、面白い発想だと思ったので、少し。

内海　今のは思いつきですよ。

谷　いや、思いつきはこういう座談会の「あいだ」では全然問題ない、むしろ大切なんですよ。

内海　ただ、以前から、精神病理を考えるうえで、われわれは恥というものを軽視してないかと思っていました。さっき言ったように、実感に即して言えば、恥をかかされれば、私は何をしでかすかわからない。生き恥をさらすよりは死んだ方がましだ、と思う気持ちはよくわかります。罪深いといっても、もちろんそういう経験もしてきましたが、だからといって、死ななきゃならないとまでは思いません。

この問題に気づいたのは、漱石の『こゝろ』について考えてみた時です。あの小説では、先生が最後に手紙で自分の過ちを告白するのですが、そこではKが死んだ理由として、自分がKを出し抜いたことには触れられていない。そうではなく「Kは寂しかったのだ」となっているのです。とんでもない話です。Kがなぜ死んだかというと、先生に裏切られたからに決まっています。それにもかかわらず、書かれていないのです。これは先生にとって生き恥であり、ずっと秘匿されたままなのでしょう。罪だったら告白できたようにも思います。『こゝろ』は漱石が言文一致体に舵を切って以降の作品であり、そうした近代的文体、つまりはロゴスの中では、罪の告白はできても、恥は書けないのかもしれない。初期の馬琴調なら書けたでしょうけど。

谷　なるほど。私はむしろ、キェルケゴールを思い出すんですよ。哲学的に考えられた罪の極限形態って、キェルケゴールにあるだろうと思うんですよ。

内海　極限形態ですか。

谷　キュルケゴールというのは、死に至る病いで。

野家　キェルケゴールはあれ、絶望でしょ？　死に至るプロセスのなかに……

谷　いや、プロセスというか、通常の時間的な意味では死なないんですよ。つまり、例のラザロの話ですよね。あれは死なない。キリスト教徒にとって通常の意味での死よりある意味で厳しいのは絶望である。神との関係がある意味で断ち切れてしまう。今、内海さんのお話っていうのは、つまり、ふつう、恥というのが、いってみれば表面的で、罪というのが内面的だという、そういうふうに考えられていることをひっくり返す話が出てきたと思うんですけど。一つまず最初に思ったのはですね、先ほど、顔が内臓なんだ、と。内側に入ってるものがいわば外に出てきた。これは生物学的に真実かどうかは知りませんけれども……。

内海　三木成夫さんは、東大の解剖学教室の出身で、東京藝術大学の保健管理センター長にして美術解剖学の教授だった方ですが、これから再評価されると思います。

谷　それについてはわかりませんけれども、私がすぐに思いつくのは坂部恵先生の、「おもて」の解釈。

野家　ペルソナにつながる「おもて」ですね。

谷　ええ、「おもて」っていうのは「思ふ」(おもふ)という言葉と同根で、ふつう思うっていうのは内側で思うことですね。思うが、それにもかかわらず外に出てきてしまう。で、「おもて」です。「おもて」はまた顔・面ですけども、顔には内側に隠れているところのものが外に出てきてしまう。

したがって、こうなると内側と外側の区別というものが相対化されるんですね。それまでは絶対的な内側と絶対的な外側という、そういう対立で考えられてきた。それで、内側で思っていることを外に出さないという、少なくとも、内側で思っていることが直に外にあらわれてきてしまうということはない、というのがふつうの考え方です。でも、今のような、「思う」ということと「おもて」が言ってみれば同じことであるならば、思っていることはほぼ自動的に外に出てきてしまう。

ただし、思うということの、先ほどの話でいえば、遂行様態というか、それが重要で、思っている内容そのものはある意味でどうでもいいんですね。思うというそのこと自体であらわれてきてしまう、という構造があるような気がする。だから、恥じることの遂行が問題だとするならば、恥っていうものは顔にもろにあらわれてくる、そういうものであろうという気がしました。

神の前に成立する自己関係

谷　他方ですね、罪の方は、今のパターンから考えるとどうなんだ、ということです。対比をとって、極端化してみた場合、つまり罪というのはキリスト教の非常に重要な概念ですけど、キリスト教をもっとも極端にした人って、まあキリスト教原理主義者という形でいいのか、よくわからないですけど、キェルケゴールっていうのはかなりそういう傾向がありましたね。キェルケゴールの哲学のキーワードの一つは、神の前に、という概念なんですね。神の前でどうする、です。そのときの神っていうのは、ロゴスでもあろう、と。

野家　ロゴス？　ロゴスですか？

谷　ロゴス。言語。ヨハネ伝の冒頭のロゴスですか？

谷　ロゴス。言語。そのときの言語、神は、木村先生も非常に重要視されている、自分が自分自身にかかわる関係、まさにその関係そのものを可能にした、ものですよね。

木村　自己とは自己自身に関係する一つの関係だ、とキェルケゴールは言っているのをぼくは何度も引いてますね。

谷　はい。で、私がそういう自己関係を持つことを可能にする、それが神ですよね。だから、神との関係こそが、言ってみればいちばん根源的であると。自己は自己自身に関わるという関係を持ちますけれども、でもこの関係そのものが第三の関係項である神との関係がないときにはこれが成り立たない。

野家　なるほど。第三項排除（今村仁司）の逆ですね。

谷　だから、神が、絶対者であり、超越者であるわけですけど、それが自己が自己自身に関わる関係を可能にしている。その神の前で絶望する。神は、ふつうの意味では関係できない。認識するというような形では関係できない。そこで信仰が出てくるわけですよね。

罪というのは、神の前での罪というかたちをとる。したがって、もし神がロゴスだとするならば、ですけども、ある種の言語的なものに対して自らが態度をとる。このときに、言語というものの特徴は、とくに神の言語というのはあまり人間と共振を起こさない言語で、とりわけ言語形態では多分、命令形、命令文という形をとる言語形態ですね。「何々するなかれ」と、そういう言語形態をとる神。

他方で愛っていう形態をとりますけど、とりあえず罪と愛。

木村　愛ね。

谷　愛という形態もとりますけど、言語形態をとる神に対して、己が自己自身に関係するときに出てくる、こういう、神との関係における自己関係のなかで（笑）……とても言いにくいですが、神との関係のなかにおける自己関係のなかで、罪という意識が育まれる。これはきわめて内面的ですが、しかし、そこに欠けている部分は、多分、先ほど言った、遂行する、つまり思うということを遂行するっていう様態が、どうも欠落をするような気がする。つまり先ほど言った、「思う」ということが「おもて」にあらわれているという。これ、多分ものすごく生命的な活動だと思う。

これに対して、ロゴスである神に対する人間の関係っていうのは、今言った意味での生命的関係を多分持たないのではないか。

内海　私が鬱病論を論じたときに、メラニー・クラインの抑鬱ポジションを援用したのですが、今の谷さんの話と関連するのは自己意識の問題です。自己が自己自身に関わるという自己意識の構図は、罪と引きかえに与えられるものではないかと思うのです。抑鬱ポジションというのは、離乳が一つのモデルになっているのですが、その時、乳児は乳房を破壊してしまったと思う。これはもうクラインの天才的な直感によるものですが、乳児は破壊をしたことを引き受け、その償いをしていくのであり、ある意味これが自己というものの原基となる。

ところが、クラインが気づいていたかどうかはわかりませんが、普通に考えれば、離乳とは無力な乳児にとって、乳房を一方的に剥奪されるというイベントです。しかしどういうわけか自分が壊したのだとなり、乳児の中に罪悪感が生まれる。理不尽といえば理不尽です。だが、そのことによって、罪深いものとして自己が成り立つ。しかも、破壊するだけのパワーをもったものとしての自己が与えられることになる。

これは何も荒唐無稽な話ではありません。たとえば親が喧嘩していたら、子どもは自分のせいで父と母は喧嘩しているんじゃないか、ぼくが悪かったんじゃないか、とごく自然に感じます。感じない方が心配なくらいです。こんなふうに、何か、私たちは罪を引き受けることによって、初めて親から分離ができる。こうした構図は、神と人間の間にもあるような気がします。

谷　はい、そういう気がします。多分それは人称の成立の問題とからんでいて、神の前の私っていうのが最初から神の前っていう仕方で設定されるのと、先ほどの「思う」がおもてにあらわれてくるときに、それであることが要請されてくるときのその私とはかなり様相が違う。

そういう問題が今語られている、この論題のなかに生まれているという気がしたので、それで少しコメントをさせていただきました。

内海　谷さんが先ほど、「内容はあんまり関係ないんだ」と言われましたね。そのあたりをもう少し説明していただけますか？

谷　意味内容ですか？　思うときに、何を思っているかのその「何」。西洋の言語っていうのは基本的に記述言語、つまりプラトン以来、「テアイテトスが飛んでいる」、「テアイテトスが座っている」なんていう、ああいう記述言語をモデルに考えているところがあるんですね。

記述言語では、内容がその事態と対応しているかというのが重要になるわけです。でも、命令形の言語は、たとえば「光あれ」っていう言語はそもそも光がないわけですから（笑）。ある意味で事態と「対応」しないわけですね。対応しないことを要求してくる言語ってやつが西洋の一つの流れ、とくにキリスト教的な流れのなかでは重要なものです。

先ほどの罪の問題というのも、命令文に対して対応できないわけですね。

内海　「お前が壊したんだろ」と言われて「はい、私が壊しました」と言わざるを得ない。

谷　言わざるを得ない。

内海　選択肢は「はい」しかないのです。臨床場面でも、われわれにとって大事なのは内容ではないのです、実は。患者の話は、コンテンツのレベルでは、聞いてればわかる。わかるのだから、あまりそこに注意を集中するのではなく、むしろその行為を感じとることが大切です。患者の言うことを聞くというよりは、患者を聞くというような感じです。臨床的直感というのはおそらくそのあたりで生まれるものです。たとえばわれわれが統合失調症だと直感的に感じる時には、言葉の内容自体はそれほど重視していません。

木村　ええ、ええ、そうですね。プレコックスゲフュールといって、むしろ直感的に感じるものですね。

神の命令と罪

野家　さっきの谷さんの話、大変面白かったんだけど、時代劇なんかで「おもてを上げい」って言う（笑）。

谷　あれです、あれです（笑）。

野家　あれは顔を上げることによって、その、ある種の関係がそこでできあがる。ただ日本の場合には、神っていうのは抜きでそのおもて関係が成り立ってしまう……

内海　お上なんですよ。

野家　お上（笑）。なるほど、そうそうそうですね。

谷　日本の神はお上程度の神なんです（笑）。つまり、その程度の神だから問題が小さい。

野家　そこで成り立つのは罪ではなくて恥だ、ということになるんですかね。

谷　そういう気がしますね。

野家　ちょっと符牒が合いすぎて、怖いくらいだけど。

谷　そのなかに働いてくる、人称成立の関係っていうのは非常に面白い発想だと思うんですね。最初から、キリスト教のように、神が汝、Du って、そういう形で語りかけてくる、そしてその、神の語りかけのなかにはもう、一定の命令性が含まれている。そういう言葉と、日本のように、自発的に——何と言いましょう、自発的という言葉もちょっとむずかしいんですけど——思うということがおもてにあらわれてくるのは違いますよね。木村先生が最近よく言われること、中動的な形であらわれてくる、というか。

木村　はい、中動的なものですね。

谷　中動的な形で人称が問題になる場面。そして、神から語りかけられてしまって、呼びかけられてしまって、人称が成立する場面っていうのは、現実問題としては重なるんでしょうけど、次元の問題としてはちょっと違うのではないか、という気がしておりますね。

野家　ぼくはヘブライ語はわからないけど、神が「光あれ」って言ったときに、あれは誰に呼びかけているわけですか？

谷　これ、すごくむずかしいことですね。「光あれ」というのに対して、光がもしすでにあって、それに「光あれ」っていうふうに言ってるんだとすると、光はもう最初から存在しているわけです。

木村　本当ですねえ、光がすでに「ある」。

谷　「光あれ」っていうのは、ある種の、極限的命令形で。

野家　アリストテレス流に言えば、生成消滅にかかわる、実体的な変化にかかわる命令になりますね。

谷　ええ。へんな言い方になりますけど、あれは言語が先にないと成り立たない命令形ですね。

内海　werde でしたっけ？

谷　Es werde Licht！でしたっけ。

野家　あと、モーゼの十戒も言語形式は、神の命令ですよね。

谷　そうです。

野家　あれはドイツ語で du にあたるような、Sie にあたるような人称はあるのかしら。

谷　あれもちょっと確認してみたいと思うんですけど。でもまあ、よく言われる、汝何々するなかれって。

野家　通常は汝っていう二人称で訳されますけどね。そのへんを考えると、命令っていうものがあって初めて罪っていうものは生じるのか。つまり、恥の場合はそういう原理原則というか、自然発生的な……

谷　中動態ですね。

野家　ええ、その要因が強いですね。

内海　応答可能性っていうか、レスポンシビリティというのでしょうか。呼びかけに対して応えざるを得ないというところに罪が発生する構造がある。

谷　罪の方はそういう要素がより強いということは言えると思います。中動態のなかでもまったくそういう呼びかけがないのか、っていったらそんなことはないと思うんですけども、ただ、いわゆる命令形っていうのは非常に強いレスポンシビリティを要求してくる。そういうものだろうという気がしますよね。

そこではやっぱり、言語の、命令文っていうのは非常に強い言語形態の一つだと思います。先ほど言いましたように、「光あれ」って言うときに、そもそも対話相手そのものを存在させてしまう言葉ですから。拒絶することがそもそもできないような、命令文ですよね。そういうのをモデルにして考える、そういう考え方が西洋のなかでは強いのかなって気がしますよね。

内海　元をただすと、われわれ医師は、聖職者、法律家とならんで、神と契約を結んだとされる職業です。どういう契約かというと、まず神が呼びかけてくる。私はお前に才能を与えたのだから、お前はその才能を使って人びとを救いなさい、といった類の呼びかけです。これがprofessの原義ですが、プロフェッショナルはそこに由来しています。そしてこの神の呼びかけに対しては、「はい」と応えるしか選択肢は与えられていない。Forced Choiceすなわち「強いられた選択」という理不尽なところに追い込まれて契約する。というか、神との契約はこうした理不尽なものなのです。その代わりに、神の加護が与えられる。神に守ってもらえることになります。ですから、かつての医者には医療過誤で追及されることはなかった。契約した以上、何かあれば、あとは神が引き取るのです。

野家　ドイツ語のBeruf（職業）もそうですね。神が rufen、呼びかけをするという。

さて、それでもういっぺんビオスとゾーエー、さらに去年のシンポジウムで、死の問題が出てきたわけですけれども、生と死というのは基本的には対になった概念なんだけれども、どうしてもわれわれは生の方に光をあてていて、死というのはある意味で背面というか裏面というか、そういった方へ覆い隠されてしまう。それに対してハイデガーが „Sein zum Tode“ という形で、まあ中世からの Memento Mori「死を想え」、とか、「死の舞踏」とか、いろんな死に関するフォークロアとかはあったわけですけれども、近代になってから、死というのは、フィリップ・アリエスでしたかね、フランスの歴史家が、要するに次第に表面から死が退いていって、現代の死というのは病院のなかに覆い隠されてしまっている。むかしは家族に看とられて畳の上で息をひきとるというのが通常だったのが、今では病院でチューブにつながれて、家族も死に立ち会えないような状況が出てきてるというようなことを言っていました。

死というものがわれわれの意識にのぼるというのは、一つは病気を通じて緩慢に死に向かっているわけです。それともう一つはアクシデントですね。戦争とか。戦争はアクシデントに入るのかどうかわからないけど。最近もいろいろなところでテロが起きていますけれども、まったくの偶然から命を落とすような。ですから二〇世紀後半から二一世紀にかけては、死が、ある意味では日常に覆い隠されながら、一方では突発的に誰でもが襲われる、そういう形で顕在化しているという、そういう状況があると思うのですが。

そのへんを先ほどのビオスとゾーエーの対比にからめるとどうなるのかな、というふうに、皆さんのお話をうかがいながら考えたわけですけれど。

木村　死というのもあの、まあ、いわばゾーエー的な、ゾーエー的な死っていうのはおかしいですが、そういう死と、個別的な個人の死と、やっぱり非常に違うものでしょう。

野家　違いますね。

木村　それをやっぱり考えていかなきゃいけないんでしょうね。

野家　だから、ハイデガーの„Sein zum Tode"（死へ臨む存在）というのは、基本的にはビオスの死ですね。個体的な生命の終焉。それに対して、ゾーエーの死というのは、どちらかというと、ヘーゲル的な死の概念なのかしらね。ヘーゲルというか、大きな生命の流れのなかにわれわれが帰属しており、個体は死んでも生命の流れは続いているというふうな。

世界を持つ能力と死ぬ能力

谷　ヘーゲルもそうですよね。ヘーゲルは、初期から、イエスが死んで復活する、そのあと、精神というか精霊ですね、精霊が染み渡っていくっていうあのイメージはやっぱりヘーゲルのなかにずっとあると思いますね。個体であるイエスは死ぬ、いちおう死ぬんだけど、そのまさに精神みたいなものは共同体のなかに染み渡っていくという、このパターンはずっと生きていると思うんですね。その意味で、野家さんが言われた通りであろうと思います。

しかし、ハイデガーの場合、„Sein zum Tode"、『存在と時間』のあれは、多分、ハイデガーの思想のなかではまだ未展開というべきか、一つの、中間段階みたいな感じです。それ以後も彼にとって重要なのは sterben。sterben っていうのを、ほかの死に方と区別するわけですけど、人間だけが死ぬ能力がある。死を能うことができる、という。死を成し能うことができるという。

木村　sterblich、可死的だということですかね。

谷　そうです。sterblich の lich がまあ、可能というか、能力をあらわす。人間は言ってみれば死を実現していく、という感じがあるような気がするんですね。ハイデガーにとって、Dichtung の意味での詩をつくる、dichten するというのと、それから死を能う。これは

sterblich の lich、vermögen ですよね。vermögen zu sterben。死を成し能うというのは、どうもハイデガーのなかで詩と同じパターンで考えられている。人間だけが死を成し能う。他のものは死は成し能えない。そのことと言語とが、つまり詩 Dichtung とが、同じパターンです。言語が人間のなかで実現してくる。ハイデガーにとって、人間の典型的パターンは多分詩人です。その詩人が詩をつくる。存在の沈黙の声を聞きつつ、人間がそれに対して応答 entsprechen して、sprechen する。entsprechen という仕方で sprechen するのが詩になっていく。

多分人間に与えられている宿命、あるいは運命 Schicksal っていうのは schicken されてきているわけですけど、schicken されてくるものに対して応答する仕方が多分 sterben という形になる、という議論をとっているような気がするんですね。

野家 なるほど。死を受動ではなく、むしろ能動的応答と捉える。

谷 しかし、これは本当にそうなのか、というのはじつは私は疑問を持っているところなんです。いかがでしょうか?

野家 それは、ハイデガーの有名な、人間と動物と石ころの区別というものがありますね。人間だけが世界 Welt を持っていて、動物は貧しい世界しかなく weltarm、石ころは世界を持たない weltlos、という有名な三幅対があります。それと今の話というのは関係するんでしょうか。つまり、世界を持つ存在だけが十全な死を死ぬことができる。

谷 多分、人間だけが本当の意味で世界を持っている、パースペクティブをいろいろ変換できる、というふうにとりあえずとることができますけども、あれはやはり言語の構造と結びついているんだろうと思いますね。動物は言語を持ちません。他方で、世界に貧しい。これに対して人間はただ単に、パースペクティブを多様にとれるということ、これはそれだけではなくて、与えられてくるものに対して応答できるっていう能力と、つまり人間だけが応答して語ることができる、その意味で控えめに創造することができる、その能力とどこか対応しているだろうと思いますね。

そうすると、結局のところ人間は、世界をつくっていく、おのれの対応・応答という仕方によって世界をつくっていく。その世界っていうのはハイデガーの場合、芸術的世界という要素が強い。世界をある意味で芸術的にとらえるというところがあると思うんですけど。

そうするとですね、彼の場合、死ぬということも一種の芸術作品みたいな感じになる傾向があるんですよ。

野家 なるほど。それは日本でいうと「死の美学」のようなものにつながりますね。

谷 ただし、ハイデガーの場合の言語っていうのは、大きく言って二つあって、詩の言語と論理的言語。詩の言語はある種の沈黙、語らない部分を含む言語。つまり、語りすぎない言語。あらわれさせすぎない言語っていう面があると思うんですね。で、それは十分に注意しなきゃいけないんですが、しかしそれでもなおハイデガーの死っていうのはやはり芸術作品的な形であらわれてきてしまう。

われわれは、死ぬっていうことを果たしてそういうふうに考えて良いのか、というべきか。あるいはそういう考え方から脱出する可能性はないのかっていうのをちょっと考えるんですけどね。木村先生の場合は、これとは異なるのでは。

内海 „Sein zum Tode“ の死はビオス的な死ではないかということでしたが、今の谷さんの言われた次元までくると、必ずしもそうではないような気がします。個体の死とは言い切れないのではないか。先ほどは、言語をビオスとゾーエーを分かつものとしました。言語にリフレクトする中で自己意識というものが与えられる。あるいは言語が生と死の対をつくることによって、個体は自分が死んでしまうことを知ってしまう。これが言語によって切り取られたビオス的な個体の生と死です。しかし、言語は単にビオスとゾーエーを切断するだけじゃなくて、つなぐ役割も本来はあったのではないか。

谷　そうですね。

内海　たとえばそれは祈りや呪詛、あるいは祝詞であるとか、上古の歌謡などはまさにそうですね。そのときの死というのは、ゾーエーへの回帰を意味するようになる。ハイデガーが言語を二つに分けたとするなら、一つはビオス的なものを切り出すロゴスであり、もう一つはゾーエーへと回帰するDichtungというふうに再編できないでしょうか。

谷　つなぐことと切断することが同時に起きる、と。そして、つなぐ傾向が同時にまた、ゾーエーの方へ回帰していくという、この可能性はあると思うんです。そしてまた、ハイデガーのなかにそういう動きが見られる。つまり、いったん詩に、詩の言語に上がってくる。でも、詩の言語そのものが同時にある種の隠れたものに対する指示性・運動性を持つ。語られ得ないもの。つまり論理的言語のなかでは全部を明示していく、「テアイテトスは飛んでいる」みたいな形ですべてを明示していく言語に対して、詩の言語は多分そういう形をとらなくて、回帰して行くという方向があると思うんですが。

語られ得ないものにまである意味で通路をつけようというところがあると思うんです。しかし、生じてくる通路と戻ってくる通路は同じところに本当に戻るのか、という。そこがすごく疑問ですね。われわれはひょっとすると、一度言語を通してしまったら、元には戻れないんじゃないか？

内海　というか、原本も言語があとから制作したものに……

谷　なってしまう。そこで想定される当のものが、何等かの形で言語によってつくられる。論理的言語によってつくられるとは限らない。でも詩的言語によって、Dichtungの言語によってつくられるものになっている可能性は、やはり残るんではないか。

そこが分かれ道というか、元に戻るか戻れないかというところは非常に難しいし、われわれがそういうものを考えることができるのか。なぜならわれわれは言語で考えている、というその側面をすごく強く考えれば、言語を離れて考えるっていうことは原則できない。

これで、ちょっと思い出したのは、最初に内海さんが、それから木村先生が津田さんのことを言われたときに、非常にもどかしい、つまり津田さんの言語が、言語にならないものにどこか触れていて、それを語り得ないある種のもどかしさみたいなものがある、って言われたことと何かつながるような感じがしています。

津田さんって非常にそういう意味でのセンスのある人で、けっして言語によっては、いったん言語を経由してしまってはもはや語り得ない、だけども、にもかかわらず、その何かにどこか触れてる。そういう感じが私はしたんですよね。

生とは出生と死の両方のことである

内海　谷さんはおそろしく明晰な方だから、あくまで「言語」というのでしょうけれども、本当に起源に戻るのかどうかは別にして、回帰の道筋は言語ではなくともよいのではないか。というかむしろ、それこそイントラ・フェストゥムの特権なんじゃないかと思うのです。

先ほどスキゾフレニックな病理がだんだん軽症化していき、境界例とか双極性障害といった病理が出てきたことに触れましたが、こうした現象が示しているのは、法やロゴスといった言語的なものがもつ分節する力が衰弱していることではないかと思うのです。

かつてのゾーエーについては、われわれの祖先がその想像力によって示してくれています。たとえばそれはディオニュソスの八つ裂きであるとか、イザナミの腐乱死体などがすぐに思い浮かべられます。あるいは、祭儀においては生贄を捧げることによって、ゾーエー的なものに触れる機会が与えられている。しかし現代におけるイントラ・フェストゥムは、こうした前近代的なものとは様相が異なっていて、瀰漫的に出没しているように思います。

木村　死というものを、ふつう、死というとやっぱり、誰かが死ぬという個人の、ビオスの終わりとしての死を考えるでしょう？　実は今度のこの論集に、二〇一四年のシンポ「生命——ビオスとゾーエー」で発表したぼくの原稿が入りますが、「生と死のゲシュタルトクライス」という題です。そこのなかにヴァイツゼカーの言葉をちょっと書いておいたので、それをここで紹介します。これ非常に有名な言葉で、ぼくはこれまで何遍も何遍も引用しているから、読んだ人は耳にタコができてるだろうけど。

生、Leben ですね。「生それ自身は死なない。死ぬのはただ個々の生物だけである。」ドイツ語は、Das Leben selbst stirbt nicht; nur die einzelnen Lebewesen sterben です。続けて、「個体の死は生を限定し、区分し、更新する」Der Tod der Individuen aber begrenzt, besondert, und erneut das Leben とくる。死ぬということは生まれ変わり、ヴァンドルング Wandlung なのです。死は Wandlung を可能にするという意味を持つ、と。死は生の反対ではなく、生殖と——生殖は Zeugung ですけど——生殖と出生 Geburt に対抗するもの Gegenspieler である、となっています。

「生まれる」と「死ぬ」は、生の、Leben の表裏両面といった関係にあって、論理的に排除しあう反対命題ではない。だから生 Leben とは、出生 Geburt と死 Tod との両方のことである、というわけです。「両方のこと」っていうのがぼくの訳文なんですけど、原文は Leben ist Geburt *und Tod* で、und と Tod がイタリックになって強調されています。そして「これが実はわれわれのテーマである」と続く。これが『ゲシュタルトクライス——知覚と運動の人間学』（みすず書房、一九八八年）の冒頭の文章なんですよね。

ここの文章に出てくるような死は、ビオス的、個人的な死にはどうしても還元できない、どう言ったらいいのか、ゾーエーと響きあうような「死」でしかないように思うんですけどね。そういう死を、どういうように表現すればいいのかわかりませんけど。

野家　いや今のヴァイツゼカーの言葉。Leben というのは Geburt と Tod が合わさったものだという話、たいへん感銘深い言葉だと思うんですけれども、ぼくは今、それを聞いていて、ハンナ・アーレントがそれと同じようなことを言っているのを思い出しました。

木村　今年のシンポにお願いした森一郎さんがそのことを書いてますね。ハンナ・アーレントのね。

野家　多分、ヴァイツゼカーとどっちが先かはわかりませんが、ハンナ・アーレントが『人間の条件』という主著の最初の方とまん中あたりで「出生」という概念を「活動」と結びつけて論じています。

木村　Natalität ですか。

野家　ええ、Natalität だったと思います。

木村　英語の natality ですね。

野家　森一郎さんが新たに『人間の条件』のドイツ語版を訳されまして、ドイツ語版は „Vita Activa"『活動的生』という書名になっています。ぼくはそのドイツ語版の原文を見てないんだけど、それだと出生は Geburt になるのかどうか。英語だと natality、つまり Natalität ですね。

木村　Natality ですねえ。はい。

野家　アーレントは「出生」という言葉を、ある意味で「死」の対概念として提出しているのですが、ポール・リクールが最後に大きな、晩年に書いた大きな本で、三題噺のようなタイトルがありましたね、何と言いましたっけ？

木村　あれではないんですか？　„Soi-même comme un autre"、『他者のような自己自身』という間違った訳の邦題がついている。

野家　『他者のような自己自身』（法政大学出版局、二〇一〇年）じゃなくて。あのあとにもう一冊、京都賞をもらった前後に書いた、戦争責任とか、そういうことまで含めて論じた『記憶、歴史、忘却』(新曜社、二〇一四・二〇一五年)という本のなかで、アーレントの「出生」について触れているのです。リクールはアーレントを非常に高く評価していまして、リクールは一九七〇年代シカゴ大学にいましたけど、一時期ハンナ・アーレントもシカゴ大学で教えていたことがあります。そのあとニュースクール・フォア・ソーシャル・リサーチの方に移るのですが、だから何らかの学問的接触が二人の間にあったんじゃないかと思われます。アーレントの『人間の条件』のフランス語訳の序文、かなり長い序文をリクールが書いているんですね。そのなかで「出生」について触れたところがあります。また『記憶、歴史、忘却』のいちばん最後のところでもういっぺんアーレントの出生の概念に触れたところがあり、Natalität という概念は、アーレントなりのハイデガーの „Sein zum Tode“ に対するアンチテーゼなんだ、とリクールは言っています。

つまり人間の有限性、それが死をもって閉じるというハイデガーに対して、アーレントは、いや出生が残っているではないか、人間の出生ということをもっと真面目にとらえなくてはいけないということを言っているわけです。

リクールは『時間と物語』の第三巻(新曜社、一九九〇年)のなかの最後の方に、「ヘーゲルを断念する」という章、そういうタイトルの章があって、そのなかでヘーゲル的な歴史観、ある意味で俯瞰的に歴史の流れを自由の実現という「大きな物語」の形でとらえるような歴史観を最終的にわれわれは断念しなくてはならない、と言っています。つまりアーレントの出生という概念は、最終的にハイデガー的な死生観を断念するところに成り立っている。それからすると、先ほどのヴァイツゼカーの考え方というのはアーレントやリクールのような人間観、あるいはそれの先駆的な形として位置づけることができるのかなと思いつつ、先ほど先生が朗読されるのを聞いていました。

木村　ああ、なるほど。ぼく、ここがひどく心に残っていて、だから今度もここを引用したんですけどね。

野家　それは『ゲシュタルトクライス』のまえがきの一節ですね……

木村　いちばん初めに書いています。今度のシンポ論集のぼくの論文にもこの引用は載ります。

内海　木村先生が生死の問題を論ずる際、ビオスとゾーエーを対比しながら、しばしばフロイトの死の欲動の話を引き合いに出されますが、最終的に先生はゾーエーへの回帰という意味での死の欲動一元論でいいのではないかとお考えでしょうか。

木村　うん？

内海　フロイトが生の欲動と死の欲動の二つ……

木村　フロイトの場合、やっぱり、少なくともあの論文、„Jenseits des Lustprinzips“で、

内海　はい、「快原理の彼岸」ですね。

木村　あの段階ではやっぱり、ビオスのレベルの死しか考えてませんでしょう？　ただね、この頃ぼくは京都のわれわれの読書会でフロイトの „Das Unbehagen in der Kultur“ を読んでいるんです。「文化における居心地の悪さ」ですね。最晩年のものですよね。あれを読んでいると、フロイトも晩年には死というものをかなり集合的に考えているみたいなんですね。個人のではない、集団の、文化という一つの集団的な営み全体の「超自我」みたいなものを考えてね。そういう集団的超自我から死をとらえようとしている。あれは非常に面白いですね。文化の Unbehagen、不快というのか、気分悪さというのか、これは面白い論文だと思いますけど。そうなると、「快原則の彼岸」のような個人のレベルだけでは考えられないと思うなあ。

内海　なるほど。では、晩年はゾーエーに届いているようなところがある。

木村　はい。そういう感じがしますね。

内海　フロイトには、いわゆる公式的なフロイトといいますか、生の欲動と自己保存本能が合体した合理

的な、ある意味功利主義的なところと、他方で「科学的心理学草稿」、「夢解釈」の第七章、しばらく飛んで一九二〇年に「快原理の彼岸」という、伏水流というか、裏街道みたいなものがあります。ただ、木村先生とフロイトを比べてみると、フロイトは非常に悲観的な人ですね。まあ、第一次世界大戦が起こり、身近な人を亡くし、晩年はナチズムの抬頭に遭う。さらには上顎癌で、平均すると一年に一度以上手術を受けている。最晩年の「終わりある分析と終わりなき分析」もまた悲観的な人間観に縁どられています。彼がはたしてゾーエーにまで回帰できたのかというと疑問です。まあ、私は治療者っていうのはいくらかオプティミスティックであるべきだと思っていますが。

野家　フロイトは晩年、ロンドンに亡命したのでしたね？

内海　そうです、最後は。亡くなる一年前の一九三八年に亡命しました。フロイト自身はウィーンで死ぬつもりでいたようなのですが、周りがなんとか説得してようやく、半ば騙すようにして、ロンドンに連れて行ったのではなかったかと思います。

木村　ああ、そうなんですか。

内海　そうすると、ある意味、ウィーンで死ぬことを意志したところに、彼のゾーエー的なものが反映されていたのかもしれませんね。

「人称」が立ち上がる場

野家　今日は津田さんと金森さんという、臨床哲学シンポジウムと大変関わりの深い方がお亡くなりになったということと、昨年と一昨年の二回のシンポジウムの主題が「生と死」ということで、お二人に対する追悼の思いを最初に語っていただいて、そこから話が展開されてきたんですけれども、私としては、木村先生が最後の方で、死と出生が合体したのが生だと言われたことが強く印象に残っています。だから生と死というのは、元々切り離せないわけですが、そのことをもう一度思い出させていただきました。それから木村先生の最近のご関心というか、それも語っていただいて、私としては大変いろんな意味でこの座談会は刺激的で有益な座談会だったと思います。

それから、話の途中では、谷さんに沈黙ではなく積極的に介入していただいて（笑）。罪と恥とかですね。それと思索と詩作とか、大いに座談を盛り上げていただきました。

そういえば坂部恵先生が『かたり』（弘文堂、一九九〇年、現在はちくま学芸文庫）のなかで、「語る」と「話す」の違いを分析しながら、もう一方でさっき内海さんが、語りと話しが水平の言語構造だとすれば、祈るというのはいわば天に向かって祈るので、垂直の言語行為というか、そういう位置づけをされていましたが、坂部先生はその中間に「歌う」という行為があると論じておられました。だから、「歌う」という行為は垂直でもないし、水平でもない、まさにDichtungなわけです。それは他人に対する呼びかけでありながら、単なる水平的な人間関係に収まらない超越への方向性を、歌うという行為は持っている、そうした機微を『かたり』のなかで分析されていたことを思い出しました。

谷　ひと言いいですか？　沈黙の立場から始まったので（笑）、もうひと言だけ、沈黙せずに（笑）。野家さんが言われた坂部先生の話にもう一つ、「しじま」の問題があると思うんですね。沈黙の問題（笑）。これも、生と死の問題と深くからんでいるような気がします。というのを、しゃべらないで（笑）、黙って。だからこれは自らの言ったことを直ちに消すような、そういういわば悔やみ・お詫びの言語として語りたい。

野家　そのことまで含めると今日の座談会は大変さまざまな今後の臨床哲学シンポジウムの展開につながるような話題を出していただいたと思っています。

最後に、木村先生から生と死、死と出生、出生というのは結局人称が立ち上がる現場でもあるわけですから、今年のシンポジウム、「人称」がテーマということで、死を踏まえつつも出生から立ち上がってくる人称のあり方というか、そのへんを話題にできればこの座談会の趣旨ともつながっていくのではないか、という感想を持ちました。

最後に木村先生からひと言。

木村　いやいや、ぼくからはこれ以上何も申しあげることはありません。今日は非常に面白く聞かせていただきました。私自身はあまり寄与できなかったと思うんですが。しかし、本当に今の出生と死の問題、それからハンナ・アーレントの「可出生性」というのか、人間の可死性 mortality、人間は死ぬものである、sterblich である、ということと対になるもひとつ可能性としての natality を、どうしても考えなきゃいけないわけですね。

この可能性、等し並みに集団全員の出来事として発生してくる「生まれる」という可能性の中で、たまたま「だれ」が生まれてくるのか、私自身も生まれてきうるし、私にとっての他者も生まれてきうる。それが私にとって一人称だったり二人称だったり三人称だったりしうる。その可能性こそ、「人称」というものがそもそも出てくる、いちばん元のところかなあと思うんです。

だから人称に関する今年のシンポジウムを期待することにして、今日は本当に面白く聞かせていただきました。どうもありがとうございました。

I

生命――ビオスとゾーエー

見られることと生きること
――身体の精神病理をめぐって

野間　俊一

1　精神医療における「言葉」の喪失

従来の精神医療は、語られた内容から患者の内的体験を理解しようとする営みであった。精神分析はその最たるものであり、人間学的精神病理学もまた患者の言葉から病いの意味を読み取ろうとした。しかし今世紀に入り、精神医療の現場の雰囲気は少し変わってきている。例えば、自らうつ病と診断して投薬を求めて来院するのだが、じつは現実のストレス状況にうまく対処できずに抑うつ的になっているだけであるというケースにしばしば出会う。これは、昨今「新型うつ病」と呼ばれている病態である。ここで問題になるのは、現代の多くの人々が、自分の置かれたストレス状況と自らのストレス脆弱性について洞察することができず、自分の身に生じている事態を言葉で表現できないことである。自分の状況がわからないので、「うつになった」と言うしかないのである。

今世紀に入って、従来神経症と呼ばれてきたようなきれいな病態は少なくなった。その代わりに、背景にパーソナリティ障害や発達障害が隠れていたり、アルコールや薬物、ギャンブルなどへの嗜癖といった行動障害に悩んでいたり、心身症として体に症状が現れたりと、患者自身が多くを語らない病態が増えているように思われる。もちろん、この現状を「若者の言葉の貧困化」と憂えるだけでは何も解決しない。新型うつ病の患者はけっして怠けているわけではなく、やはり本人なりに苦悩している。

現代の精神科医には、言葉のない病理に対するアプローチが求められているのだろう。患者を理解するために、言葉だけではなく行動や身振りや表情など、患者に関わるあらゆることに目を向けなければいけない。結局重要なのは、「患者がいかに考えているか」よりもむしろ、「患者がいかに生きているか」ということなのではないだろうか。精神医療にとって、生命の営みに無関心ではいられない時代になったのかもしれない。

2　食の病いの精神病理

ここで、語らない患者の一例として摂食障害を採り上げよう。摂食障害とは、身体的に原因がないにもかかわらず摂食量が減少したり嘔吐をしたりして体重が減少してしまう「神経性やせ症」(「神経性食欲不振症」「神経性無食欲症」)、いわゆる「拒食症」と、習慣的に過食を繰り返す「神経性過食症」(「神経性大食症」)、いわゆる

「過食症」を総称した疾患概念である。[1] 中核に「肥満恐怖」あるいは「やせ願望」があり、摂食そのものに恐怖心を持っていて、食事を制限し続けたり、その反動で過食が生じたり、さらには体重を増加させないように意図的な嘔吐や下剤・利尿剤の乱用、過度の運動といった病的行動が生じたりして、生活全般が食行動や体重管理に支配されてしまう病態である。本稿では、生きるための根源的営みである「食」の病理について考えてみたい。

摂食障害の有病率は欧米諸国やわが国でほとんど差はなく、拒食症は若い女性の千人に数人、過食症は百人に数人といった頻度なのだが、十分に診断基準を満たさないけれど食行動に明らかに問題があるという「軽症摂食障害」は若い女性の五、六人に一人といわれ、摂食障害がごく一般的な精神疾患だということがわかる。ちなみに、男女比はどの文化圏でも一対十と、圧倒的に女性に多く見られる。これだけ身近な疾患であるにもかかわらず、初診から十年後の転帰調査では約七％の患者が亡くなっており、[2] けっして「ダイエットのやり過ぎ」などと軽く扱うことのできない、きわめて深刻な病態である。とくに拒食症患者は総じて、いくら体重が減少しようとも「自分が死ぬかもしれない」という危機感をもたないため、周囲の人たちをはらはらさせる。自らの生死を超越したところにおいてはじめて生きることができるというような、独特の死生観を想像せずにはおれない。

中核病理である「肥満恐怖」は、美の追求の結果ではなく、自己コントロール欲求に基づいたものである。たしかに痩身を目指したダイエットが契機となることは少なくはないのだが、いったん発症すると自分でも醜いと自覚しながらも少しでも肉を削ぎ落とし限りなく骨に近づこうとするし、体重が少しでも減少すれば安堵し少しでも増加すれば狂わんばかりの恐怖を覚えるのは、自分をコントロールしようという強い志向の現れであり、やせた身体が他者の自分に対する関心を惹き出すことがさらにこの志向を堅固にする。確実に体重を減少させるため、あるいは低体重を維持するために、体重の数値はもちろん、摂取カロリー数や摂食時刻など数字に対する固執が生じる。さらに思考は硬直的に単純化して、「摂取可能な食品／摂取不可の食品」「節制できているよい自分／節制できない悪い自分」といった二分法思考（dichotomous thinking）、「少し体重が増えたから人前に出られない」などといった全か無か思考（all-or-nothing thinking）に陥る。この思考傾向は摂食や体型に限らず生活全般に及ぶため共同活動に支障が生じ、社会的場面はもちろん家庭内でも協調性を欠き孤立していくことになる。一方で、摂食障害者は総じて自己評価が低いため、他者から評価されることを期待して勉学や就労に過度に打ち込んだり他者に献身的に接したりするのだが、その行動は往々にして独りよがりなためさらに周囲の人たちとの間に溝が生じてしまう。

すなわち、摂食障害の発症過程を極端に単純化して時間軸上で整理すると、典型例では以下のようになる。まず、自己評価の低さのために勉学や就労に勤しんだり周囲の他者に献身的に接したりしても自己評価が上げられないという状況が続き、これが摂食障害発症の準備状態となる。そのとき、たまたまダイエットや身体疾患などなんらかの理由で体重が減少したときに、元来の自己評価の低さを埋め合わせるほどの充実感を得たために、やせた体型に病的に固執するようになって、発症する。その状態を維持するために、自分にまつわる全てのものを制御しようとして思考が硬直化し、そしてその結果社会的に孤立してしまう、という経過である。自己評価の低さという社会的場面での心理的課題から始まった拒食症は、発症後は病的思考が嗜癖化して持続する。その際、飢餓状態においておそらくはβエンドルフィンなどの脳内麻薬物質の放出による生理学的な多幸感も嗜癖を促進していると考えられる。

途中で反動的に過食に転じて過食嘔吐が習慣化するケースがある。ラットの実験で糖質や脂質を極端に制限した食事を継続するとその後ラットは糖質や脂質を過剰に摂取するようになる「糖質依存（sugar dependency）」「脂質依存（fat dependency）」[3] という現象が知られており、これが過食の生理学的基盤と考えられる。さらに、過食嘔吐という病的行為に伴う苦痛が、元来もっていた低い自己評価に由来する苦痛を覆い隠すという心理的機序によって、この病的行為も嗜癖化する。

つまり、拒食でも過食でも、病的な生理学的機序が心理的充足に結びついて持続することがわかる。摂食障害は発症後一、二年の経過で消退することもあるが、多くの場合数年間は持続し、そのまま十年二十年と慢性化することも稀ではない。食の病理には、一度嵌まり込んだら容易には抜け出せない魔力が潜在している。

3　眼差される体験

摂食障害者の中核病理である「肥満恐怖」について、もう一度考えてみよう。元来自己評価の低い患者が、自分の身体を制御し自然に抗して「やせつつある」という刹那において自己存在を確認しようとするがゆえに、自己身体が制御不能になることへの恐怖が「肥満恐怖」として体験されるのだった。そこでは、自分が「見られる存在」であることが患者自身にとって特有の意味を帯びているようである。

他者からの評価への過敏さは、心理学的には「自己愛／ナルシシズム」と理解される。最初にフロイト（Sigmund Freud, 1856–1939）がナルシシズムを論じた際には「対象に向かうべきリビードの自我への撤収」[4] と定義され、統合失調症の妄想体験における自己関係づけの説明に用いられたが、その後、心理的退行状態でみられる自他の癒合的事態において、他者がつねに自分に関心をもち自分の欲求を満たしてくれると信じる心理状態を「自己愛」と呼ぶようになった。[5] ギリシャ神話のナルシスが川面に映る自らの姿に魅せられたように、自己愛を考えるうえで「見る／見られる」という事態はきわめて重要である。摂食障害者は「自己」を「自己身体」と同一視し、他者からの自己の評価、とくに他者の視線に晒された自己身体を介しての自己の評価に対して、自己愛的に過敏になっていると考えることができる。

それでは、「見られる」という経験はそもそもどのようにして成り立っているのだろうか。誰でも、他者からどのように見られているかということを気にしながら社会生活を営んでいる。髪型や服装に気遣い、女性なら化粧をする。ただ、私たちが通常外見を気にする場合、それはあくまで「自分自身」ではなく「自分の所有する一属性」としての「外見」が他者からどのように評価されるかということへの配慮である。それに対して、摂食障害者の体型への囚われは、けっして外見という自分の一属性への気遣いに由来するのではなく、自己存在が他者の視線によって支配されてしまうという根源的な不安に由来すると思われる。

発達心理学者のワロン（Henri Wallon, 1879–1962）は、客観性を獲得し自分というものが成立する三歳において、他者の視線を意識し「恥ずかしさ（honte）」を体験することによって自然な振る舞いができなくなる現象を指摘しているが、この「恥ずかしさ」の感覚は、発達上社会性が獲得される五、六歳時に現れ、思春期以後に外見を気にする際に感じる「恥（pudeur）」の感情とは根本的に異なると説いている。(6)

さらに、メルロ＝ポンティ（Maurice Merleau-Ponty, 1908–1961）はこのワロンの研究成果を受けて、三歳児はただ〈見られていること〉そのことにおいて怖さを体験しているのであり、この「三歳の危機」と呼ばれる他者の眼差しへの過敏さは、自分固有のパースペクティブの獲得に由来すると説明している。(7) 自他の癒合的関係から自己が形成されてくる過程において、自分の経験している世界が自分固有の視点からのものにすぎず、自己存在が他者によって自分には知りえないなんらかのしかたで捉えられていることを経験するのである。他者の眼差しが自己存在を基礎づけているといえるだろう。メルロ゠ポンティが、私たちが身体を携え〈見えるもの（le visible）〉であるからこそ〈見る者（le voyant）〉になりうると説くとき[8]、見られるという体験が世界における他の存在との共存を保証していることを端的に示していると考えることができる。

しかし、幼児は自己が成立する三歳になってはじめて他者の視線というものを経験するわけではない。古くから、生後八ヶ月には鏡のなかの像が自分自身の姿であり、自分には外界から捉えられうる身体をもっていることに気づくことが知られているし[9]、現代の発達心理学研究においても、生後九ヶ月には他者の視線から他者の意図を読みその先にある対象を自らも見るという「共同注意（joint attention）」が可能になることが指摘されている[10]。

そして、他者の視線の最も原初的な体験は、生後数日の乳児においてすでに、他者からの微笑みに対して表情を変えたり他者と見つめあったりする行動にみられる。村上靖彦は自閉症についての哲学的論究のなかで、「視線、呼び声、触れられることなどで働く、相手からこちらへと一直線に向かってくるベクトルの直感的な体験」を「視線触発」[11]と呼び、自他未分化の状態に基づく「共鳴動作」とあわせて原初的な「出会いの経験」の固有の成分であると説明している[12]。視線触発という原初の受動性は、自他の癒合的状態における共鳴動作とともに差異化と共属の二つのベクトルとして、まさに誕生の直後から他者との共存を基礎づけている。

すなわち、生後すぐには視線触発という受動性が世界経験を基礎づけ、その後の眼差される体験が他者との共存を可能にし、他者を明確に認識する三歳を待って眼差しによる疎外を体験した結果そこに自己が形成される、というプロセスがある。ここで重要なのは、他者の眼差しに含まれる「他性」が自己の成立に寄与している点である。すでに成立している自己や他者のあいだに関係が生じるのではなく、まず眼差しを介した関係性があり、そこから他者や自己が成立するというわけである。

ただし、眼差しに含まれる他性は、将来の疎外を準備していると考えることができるが、自己にとって必ずしも疎外的になるというわけではない。例えば、現代の霊長類研究では、集団内での互いの視線の交換が「毛繕い」で知られるグルーミングと同様の他者との親密さを示す効果があるとして「ゲイズ・グルーミング（gaze grooming）」という概念が提唱されている。[13]幼児における他者との癒合的関係において、他者の視線というものは他者との共同存在を成立させるうえで重要な働きをしているようである。メルロ＝ポンティは精神病理学者ミンコフスキー（Eugène Minkowski, 1885–1972）の言葉を引用し、三歳の危機を経過した幼児では他者とのあいだに「生きられる隔たり（distance vécue）」[14]が形成されると説明しているが、他者のもつ他性が疎外的にも調和的にも自己の成立に不可分な要素として働いているといえそうである。自己の成立に寄与している他者からの二方向の働きかけ、すなわち他者とともに同じ世界に属しながら他者から区別されるという矛盾を孕んだ事態を、「共属的差異化（symbiotic differentiation）」と呼ぶことにしよう。

他者からの評価を他者からの眼差しに代表させ、そこに晒されている自己身体を制御しようとする摂食障害者にとって、他者からの眼差しとは自己を脅かすもの以外の何ものでもない。彼らにとって、他者の他性のもつ疎外的側面が突出しているのである。摂食障害者に特徴的な自己愛性は、かたや他者の他性に対する恐怖によって自己を過度に意識してしまうことに、かたや他者の他性に対する恐怖をなんとか否認したいがために他者からの愛を際限なく希求することに、由来していると考えることができる。

4　〈人〉としての自己／〈私〉としての自己

ここまで、自己の成立と眼差しの関係をみてきたが、そもそも「自己」とは何なのだろうか。摂食障害者にとって重要な「自己」とは、学業成績や就労の成果、あるいは外見をもつ自己身体の総和としての「自己」である。つまり、自分が他者を把握しているように他者が自分を把握しているだろうと思われる、身体をはじめさまざまな外的特性をもったひとりの〈人〉である。「人／人物（person）」が「ペルソナ／仮面（persona）」に由来し、対象化可能な諸特性からなる社会的な人物像を指すことを考えれば、そのような自己は「〈人〉としての自己（self as ‹person›）」と呼ぶことができるだろう。「〈人〉としての自己」はそもそも他者の視線によって成立するのだが、他者が私の外見をどのように認識しているかということは直接には経験不可能である。摂食障害者は、元来直接認識することができず想像するしかない「〈人〉としての自己」を自ら把握し制御し尽そうとするあまり、その認識方法は戯画的にも数値として、あるいは二分法思考や全か無か思考というかたちで究極的に単純化されるのである。

摂食障害者が他者から捉えられる「〈人〉としての自己」に固執するのは、じつは「〈人〉としての自己」を制御することにより、あらゆる諸特性を削ぎ落としたあとに残るだろうところの自己が世界に対して主体的に関与しているという実感を得るためである。そのような自己は、私たちが日常において〈私〉という語で自然に理解しているような、交換不可能な自己である。別のいい方をすれば、デカルト（René Descartes, 1596–1650）の「我思う、ゆえに我あり（cogito ergo sum）」の「我」であり、フッサール（Edmund Husserl, 1859–1938）のいうところの「超越論的自我」ということになるのだろう。それをここでは、「〈私〉としての自己（self as ‹I›）」と呼ぶことにしたい。摂食障害者は「〈人〉としての自己」を制御し尽くすことによって、制御する主体である「〈私〉としての自己」を究極的に解放しようとしているのである。

しかし、「〈私〉としての自己」はあらゆる特性を捨象したものであるために、そのまま認識することはできない。私たちは、自分の「〈私〉としての自己」を一般対象のように直接経験しているわけではない。斎藤慶典は、フッサールが経験の基盤として「超越論的主観性」あるいは「超越論的自我」と名づけたものはじつは世界が現象する「領野」や「次元」であり、「私の」という人称のついた「主観性」や「自我」という表記はミスリーディングであって、「すべてが端的に何ものかとして現象する次元こそ、他の誰でもないこの私の次元、私という次元」[15]であると説いている。ある経験が自明なものとして生き生きと与えられるならば、それは、その経験が現れている「領野」が経験に生き生きとした意味を与えるようなある種の特性を有しているからだろう。「〈私〉としての自己」は反省によってでしか意識されることはないが、自然で生き生きとした経験において「その経験をしているのは他ならぬこの〈私〉である」という直観とともに、世界に対する主体性を獲得するのではないだろうか。

「〈人〉としての自己」は想像のなかで構築され、「〈私〉としての自己」は反省によって確認されるのだが、いずれも自然な経験においては自己自身に直接に与えられることはない。しかし、摂食障害者の場合、元来の自己評価の低さから「〈私〉としての自己」が世界に対して主体的に関与することに固執し、その結果「〈人〉としての自己」を際限なく制御しようと試みるのであって、これこそが摂食障害者のやせ願望のもつ意味なのである。潜在しているはずの自己の二つの側面が前景化し、そして互いに乖離するため、経験は自然さを失い、かりそめの主体性はすぐさま失われ、ますますやせを希求することになるのである。

5　〈エス〉と間生命性

自己の形成とは、自己と他者を区別しながらも他者と共存していくという「共属的差異化」の一連のプロセスであることをみてきた。しかし、この自己の形成のあり方は、被膜によって自己と他者を区別しながらも増殖によって集団を形成するあらゆる生命体の生命活動そのものである。私たちが「自己」と呼んでいるものは、私たち自身の生命活動のうちの意識しうるある断片なのかもしれない。

摂食障害者の訴えから自己の成立について考察してきたが、一方で、最初に紹介したように、拒食には脳内の麻薬物質が関与し、過食には糖質依存という生理学的作用が働いている可能性がある。それでは、ここまで患者の自己についてあれこれ述べてきたことはすべてたんなる思弁で、じつは生理学的現象とそれに付随する主観体験ということですべては説明ができるのだろうか。臨床的実感としてはそうではなく、むしろ生理学的現象と主観体験はそれぞれが一つの生命現象の二側面であるという印象がある。摂食障害の治療では、薬は効かず定型的な精神療法は必ずしも有効ではないのだが、長期間にわたり治療的に関与するなかでまったく予測できないかたちで誘因なく突然快方に向かうことがある。このような経過については、患者の意識とは別の次元で「機が熟した」としか説明のしようがない。「無意識的葛藤」などといった言語的解釈を超えた「生命体としての意思」の存在を想像させる。

ドイツの開業医であるグロデック（Georg Groddeck, 1866–1934）が、のちにフロイトの後期局所論の重要概念となった「エス（Es）」を発案したとき、彼はそれをフロイトのエスとはまったく異なり、心身活動の根源にある生命性だと考えていた。[16] グロデックは、彼自身の「エス」を「私たちが自ら生きていると信じているにもかかわらず、じつは私たちがそれによって生きられているような一つの力（eine Kraft, von der wir gelebt werden, während wir zu leben glauben）」[17]であると定義し、「あらゆる生命活動は〈エス〉の表現形態（Erscheinungsformen）である）」[18]と説明した。それを証明する臨床例として、心理的葛藤から扁桃炎や喀血が惹き起こされたり、精神分析によって症状が改善したりした経過が報告され、グロデックはこれらの経過をすべてその人の「エス」の意思によるものと仮定したのである。

　グロデックはアカデミックな研究者ではなく一温泉開業医であるし、報告例には荒唐無稽なものが多くその信憑性は甚だ疑わしいものである。もちろん、彼のいう「エス」なるものが実体として存在すると考えることはできない。ただ、私たち人間も動物であり生物であるので、一つの生物としての一貫性と統一性をもった活動を行っているはずであり、その主体として「エス」なるものを想定することは、まったくの神秘主義だとして簡単には切り捨てることができないように思われる。グロデックの「エス」で示されているような身体活動も含めた自己を、「〈人〉としての自己」「〈私〉としての自己」に続く第三の自己として、「〈生命体〉としての自己」（self as ‹organism›）」[19]と呼ぶことにしよう。

「〈生命体〉としての自己」という概念は、もちろん仮説的に構築されたもので、その存在を確かめることはできない。しかし、私たちがさまざまな経験を自然に生き生きと感じ取ることができるということは、私たちがとりもなおさず〈生命体〉として生きており、私たちの意識の深層において「〈生命体〉としての自己」が機能しているからであると仮定することはそれほど不自然ではないだろう。ここで、私たちの経験に内在する自然かつ生き生きとした要素を、あらためて「生命性（bioticity）」と呼びたいと思う。

　この「生命性」としての「自然かつ生き生きとした要素」をもう少し掘り下げてみよう。先ほど、自己の形成と生命活動の相似性について触れたが、自己の形成には他者からの眼差しが重要な役割を果たしているのだった。他者からの眼差しは、自己成立に不可欠な自己と他者の「生きられた隔たり」を生成する。視線触発というかたちで他者と出会い、同じ世界に属する他者と眼差しを交わしあうことで自己が成立するのである。「生きられた隔たり」あるいは「共属的差異化」という一貫した矛盾原理こそが、私たちの経験の領野で繰り広げられる自己の生成過程の本質であり、それが経験に「自然かつ生き生きとした」様相を与えると同時に、自らが世界に主体的に関与しているという実感を与える。

そして、私たちの経験の領野における自己の生成過程は、生命体が同種の生命体との接触においてまさに共属的差異化によって個体を維持している、生命的プロセスの一断面なのではないだろうか。グロデックは彼の「エス」概念を「私たちが自ら生きていると信じているにもかかわらず、じつは私たちがそれによって生きられているような一つの力」と説明したが、これを逆に読み、私たちの言葉に置き換えれば、「〈生命体〉としての自己が生き生きと生きていることによって、〈私〉としての自己は自らが主体的に生きていると信じることができる」と理解することができる。

フッサールが、世界の意味了解は、認識主体としての孤立した個人の主観においてではなく、超越論的な場における他者との共同体の構成という、複数の主観の共同化による高次の主観においてなされるのだと説いて、この複数の主観の共同化というあり方を「間主観性（Intersubjektivität, intersubjectivity）[20]」と名づけた。それに対してメルロ＝ポンティは、他者との世界の共有は客観的な認識の次元ではなく前客体的な感性的次元、すなわちそれぞれの身体によって同じ世界に属する「間身体性（intercorporéité, intercorporality）[21]」によるのだと説いた。それらに倣えば、自己と他者はいずれも経験の深層に矛盾原理を孕んだ生命性を有しているがゆえに共存しうると考えることが可能であり、間身体性よりさらに普遍的な「間生命性（interbioticity）」によって他者と共存している、ということができるだろう。ここまで用いてきた「生命性」という概念は、同じ生命性をもつ他者との共属的差異化を本質としているために、結局は「間生命性」と同義だということになる。

私たちの経験に生き生きとした生気を与える生命性が、その本質において矛盾原理を孕んでいるという考え方は、木村敏の「ゾーエー」[22]という概念を想起させる。木村は、個人的な生である「ビオス（bios）」と生一般としての「ゾーエー（zoé）」を区別し、両者の差異を、「存在」と「存在者」とのあいだにある「存在論的差異（ontologische Differenz）」に匹敵する意味で「生命論的差異（biologische Differenz）」と呼んだ。木村は、生命論的視点からゾーエーを、個別の生死を超えた生、「死の欲動（タナトス）」も「性の欲動（エロス）」も含みこんだ生それ自身として説明しているが、ここで、意識に現象してくるものを論じるという意味での現象学的視点からみれば、私のビオスが生きている根拠としての生き生きとした感覚こそがゾーエーの現れということになるだろう。

存在論的差異において、「存在」を存在者が存在者であることの根拠[23]と理解し、生それ自体であるゾーエーを個別の生命としてのビオスがビオスとして生きていることの根拠と考えれば、存在論的差異と生命論的差異とのあいだには、形式的相似性を超えた本質的な関連があると考えることができる。私たちが何かを生き生きと感じるとき、そこには生それ自体としてのゾーエーが働いているのであって、ゾーエーが生死を越えた内的矛盾を孕んだ生それ自体であるからこそ、私たちは自らのビオスを揺さぶられるのではないだろうか。

摂食障害者がことさら、「〈人〉としての自己」を制御することによって「〈私〉としての自己」の主体性を堅持しようとしたのは、なんらかの理由から「〈生命体〉としての自己」の営みを自然に生き生きと感じることができなかったためなのだろう。圧倒的なゾーエーに対して、果敢に挑戦している姿のようにも思える。摂食障害者は、自らが生きているという現実を受容し、ゾーエーとの格闘から降りることではじめて、病いから解放されるのかもしれない。

6　身体の精神病理へ向けて

二十世紀末の情報革命以降、私たちにとっても言葉のもつ意味合いが変わってしまった。以前は発する人の実存を体現していた「言葉」は、二十一世紀には単なる情報伝達のためのツールに格下げされ、ＳＮＳ（social network service）ではその言葉がどんどん簡略化され記号化された。現代の情報の氾濫のなかで、言葉は内容が空疎になっただけではなく、その所有者が隠蔽され、言葉の主体は拡散し不鮮明になった。すなわち、現代の私たちは自分の言葉を失うことによって、自分自身の主体までをも失いつつある。

身体もまた言葉と同様に、その人の実存のある側面を示していたはずである。グロデックの説くように、身体現象がすべて無意識にある心理的葛藤の表現形態だなどとは考えないにしても、その人の態度（「身のこなし」）やファッション（「身繕い」）は、その人の生きざまと無関係ではなく、身体は固有性をもっていたはずである。しかしながら、現代の言葉の貧困化と記号化の風潮と併行して、身体もまた主体を離れ記号化の流れに飲み込まれつつある。若者の流行のファッションへの過敏さや、やせ礼賛の風潮への迎合は、身体の記号化の最たる例である。

しかし、いくら言葉や身体が記号化されたとしても、その基底にある生命性までもが画一化されることはないだろう。言葉を失い身体表現を失った場合にも、生命性そのものは主体の固有性を帯びたまま、表現の機会をうかがっている。拒食により身体を制御しようとした結果、過食という反動としての生命性の暴発がみられるように。

語ることの困難な時代において、私たちは患者の生命に耳を傾け、自らの生命を感じ取り、間生命的な何かを受け取る必要がある。言葉はもちろん重要である。しかし、生命の現れる場としての身体からの情報も劣らず重要である。

患者の言葉と身体に気を配りつつ、患者にとっての「〈私〉としての自己」と「〈人〉としての自己」との関係を把握し、それらの背後にある「〈生命体〉としての自己」の意思を夢想しながら患者の生命をいたわることこそが、精神医療なのではないだろうか。

生命へのいたわりによって、再び人々に生きた言葉を取り戻すことを願って。

注

（1） 二〇一三年に発表されたアメリカ精神医学会の診断分類である「DSM-5」の翻訳作業の際に、あらゆる精神疾患の日本語の呼称が見直され、摂食障害の領域では「神経性やせ症」「神経性過食症」が採択された。日本精神神経学会監修『DSM-5精神疾患の診断・統計マニュアル』（医学書院、二〇一四年）、「食行動および摂食障害群」を参照のこと。

（2） 石川俊男・鈴木健二・鈴木裕也・中井義勝・西園文編『摂食障害の診断と治療――ガイドライン2005』マイライフ社、二〇〇五年。

（3） Umberg, E. N., Shader, R. I., Hsu, L. K. G., Greenblatt, D. J.: From disordered eating to addiction. The “food drug” in bulimia nervosa. *J Clin Psychopharm* 32(3): 376–389, 2012.

（4） Freud, S.: *Zur Einführung des Narzißmus.* (1914)（「ナルシシズムの導入にむけて」道籏泰三・立木康介・福田覚・渡辺哲夫訳『フロイト全集13』岩波書店、二〇一〇年、所収、一二〇頁）

（5） 前掲（1）（『DSM-5精神疾患の診断・統計マニュアル』）「自己愛パーソナリティ障害」の診断項目を参照のこと。

（6） Wallon, H.: *Les origins de la pensée chez l'enfant.* PUF, Paris, 1945.（久保田正人訳『児童における性格の起源』明治図書出版、一九六五年、二五五頁）

（7） Merleau=Ponty, M.: *Les relations avec autrui chez l'enfant.* Les cours de Sorbonne, Centre de documentation universitaire, 1962.（「幼児の対人関係」滝浦静雄・木田元訳『眼と精神』みすず書房、一九六六年、所収、一八七－一八八頁）

（8） Merleau=Ponty, M.: *L'œil et l'esprit.* Gallimard, Paris, 1964.（「眼と精神」滝浦静雄・木田元訳『眼と精神』みすず書房、一九六六年、所収、二五八頁）

（9） 前掲（6）（『児童における性格の起源』）、一九八頁。

（10） 遠藤利彦「総説：視線理解を通して見る心の源流――眼目を見る・視線を察す・心意を読む」（遠藤利彦編『読む目・読まれる目――視線理解の進化と発達の心理学』東京大学出版会、二〇〇五年、三一頁）。この時期には模倣行為などそのほかの対人活動も飛躍的に発達し、「九ヶ月の奇跡」と呼ばれる。

（11） 村上靖彦『自閉症の現象学』勁草書房、二〇〇八年、vi頁。

（12） 前掲（11）（『自閉症の現象学』）、三七－四一頁。

（13） 小林洋美、橋彌和秀「コミュニケーション装置としての目――〝グルーミング〟する視線」（前掲（10）（『読む目、読まれる目』）、所収、六九頁）

（14） 前掲（7）（「幼児の対人関係」）、一八九頁。

（15） 斎藤慶典『生命と自由――現象学、生命科学、そして形而上学』東京大学出版会、二〇一四年、一〇五頁。

（16） ゲオルク・グロデックは、ドイツ、バーデン＝バーデンに療養所を構えていた身体医であり、独自のマッサージ、温浴療法、食餌療法、そして精神療法によって難病患者の治療に当たっていた。五十歳時に精神分析の門を叩きフロイトとの交流を深めるが、のちに、生を全的に司ると考えた自らの「エス」概念が、フロイトの第二局所論において心的活動の一部に改変されたことにグロデックが不服を訴え、両者の関係がぎこちなくなったという。（グロデック・野間俊一『エスとの対話——心身の無意識と癒し』新曜社、二〇〇二年を参照のこと。）

(17) 一九一七年にグロデックがはじめてフロイトに手紙を書いたとき、そこですでに「エス」の思想を紹介していた。フロイトはグロデックの「エス」に大いに関心をもち、グロデックの『エスの本』とフロイトの『自我とエス』が刊行された一九二三年まで頻繁に書簡が交わされた。Freud, S., Groddeck, G.: *Briefe über das Es.* Fischer, Frankfurt am Main, 1988. S. 9.

(18) Groddeck, G.: *Der Sinn der Krankheit.* (1925)（「病の意味」前掲(16)(『エスとの対話』)所収、一一三頁）

(19) 本発表で呈示した「〈人〉としての自己」「〈私〉としての自己」「〈生命体〉としての自己」という概念は、これまで筆者が「人格的自己（personal self）」「主体的自己（subjective self）」「生命的自己（biotic self）」として論じてきたものと同じ概念である。ここではより意味が伝わりやすいと思われる表記に変更した。（野間俊一『身体の時間——〈今〉を生きるための精神病理学』筑摩選書、二〇一二年、三七－四五頁、を参照のこと。）

(20) Husserl, E.: *Cartesianische Meditationene und Pariser Vorträge.* (1950)（浜渦辰二訳『デカルト的省察』岩波書店、二〇〇一年）

(21) Merleau=Ponty, M.: *Signe.* Gallimard, Paris. (1960)（竹内芳郎監訳『シーニュ2』みすず書房、一九七〇年、二四頁）

(22) 木村敏「生命論的差異の重さ」（二〇〇二）（木村敏『関係としての自己』みすず書房、二〇〇五年、一八〇頁）

(23) Heidegger, M.: *Sein und Zeit.* (1927)（細谷貞雄訳『存在と時間・上』筑摩書房、一九九四年、三二九頁）

マニーの精神病理
——生命論的考察

内海　健

はじめに

本論は、マニー（躁）について、生命論的な観点から、その精神病理を再考するものである。こうした試みにどのような意義があるのか、人は怪訝に思うかもしれない。マニーはわかりやすい現象であり、古典的でかつメジャーな病態である。いまさらあらためて論じるほどのことが残されているのだろうか。至極当然の疑問だろう。ところが事情は逆であり、むしろマニーほど、その症候学および精神病理が粗略に扱われてきたものもないのである。

このことについては、いくつかの要因が挙げられるだろう。ここでは三つのことを指摘しておく。第一の要因は、マニーを「うつ」ないし「メランコリー」の対極とみなす素朴な疾病観である。実際、多くの人が、「うつ」を反転すればマニーの病像が得られるように考えている。たしかに、両者はしばしば交替して出現する。そして気分（憂鬱／爽快）、行動（抑制／脱抑制）、思考（制止／奔逸）のいずれをとっても、両者は正反対であるようにみえる。

こうした発想は臨床場面でさまざまな弊害をもたらすものだが、とりわけ致命的な欠陥をさらすのは、混合状態に対してである。自然界における対極的な現象、たとえば電荷の＋と－、磁力のNとS、寒／暖、乾／湿、明／暗などは、両者が入り混じると中和される。だが、マニーは「うつ」によって中和されることはない。両者は並存し、きわめてとらえがたい様態を現出せしめるのである。

第二の要因は、マニーと正常心理の間にある連続性である。内因性うつ病の場合、「うつ」状態と悲哀は似て非なるものである。両者の間には決定的な断層がある。それに対して、マニーは、高揚した状態の延長線上に現れる。たとえば冠婚葬祭の際、にわかに解放された高揚気分を量的に拡大すれば、そのうちにヒポマニー（軽躁）が顔をのぞかせる。さらにそこでブレーキが作動せず、不眠不休の活動に身をおどり込ませていくなら、ついにはマニーにまで至りうるだろう。これを程度の差といってしまうには、あまりにも激しい状態であるのだが、「うつ」にみられるような質的な変容は認めがたい。マニーは病的であり、入院もやむなき事態ではあるが、他面で、誰の中にもある生命的な力動《デュナミス》が例外的に噴出した様態ということが可能である。

マニーの連続性は病前性格との間にも認められる。うつ病の病前にしばしば認められてきたメランコリー親和型性格は、抑うつ的な人格ではない。むしろ勤勉に働く人たちである。うつ病相はそこに異質なものとして割り込んでくる。それに対して、循環気質やマニー親和型性格においては、マニーの兆候は平時においても見え隠れしている。こうした連続性の問題は、マニーを正常心理へと解消するものではないが、正常心理にも胚胎しているものとしてとらえることを要請する。

第三の要因は、マニーが通常の臨床記述になじまないということがある。いわゆる問診などという悠長な余裕を診る側に与えない。探索的なかかわりは拒否に遭うであろうし、症状への問いかけは否認にみまわれる。この点については、のちにあらためて触れる。

これらの困難もあって、マニーの精神病理はいまだ貧相なものに留め置かれたままである。たとえばかのテレンバッハ[1]においても、メランコリー論の圧倒的な質量に対して、マニーの精神病理は、改訂を経てもなお、ほんの添え物程度のものである。その中で、例外的にマニーに迫りえたのは、ビンスワンガー、森山公夫、木村敏、宮本忠雄など、ごくわずかの人たちである。

とりわけ木村敏は、うつとマニーの間に「自然の美観をそこねるごとき非対称性[2]」があることを指摘し、マニーを「うつ」とのペアリングから徹底的に切り離した。加えて、イントラ・フェストゥムという概念を導入することにより、人間という存在に内在する或る時間性を、その病理の根幹に据えた。端的にいうならマニーはうつと垂直に交差する関係にあるのである。

このように、木村は、マニーを固有の病態としてとらえることに一つの回答を与えた。本稿では、それを踏まえたうえで、まずは木村の生命論、とりわけ生命論的差異を、「象徴的なもの」という次元によって補完する。そのうえで、バタイユの思想を参照しつつ、マニーの精神病理のさらなる刷新を試み、最後に現代的な病理について検討を加えようと思う。

イントラ・フェストゥムについて

木村敏のイントラ・フェストゥム概念は、アンテ・フェストゥム、ポスト・フェストゥムに次いで提出された第三の時間性である(3)。前二者が、それぞれ未来と過去に対応するのに対し、イントラ・フェストゥムの位相は「現在」にある。ただし三者は横並びの関係にはない。イントラ・フェストゥムの「現在」は、過去から未来に張り渡された直線の中の一点、あるいはその近傍を加えたものによってイメージされるものとは異なる。

アンテ・フェストゥムの「未来志向性」とポスト・フェストゥムの「完了志向性」が対極的な方向性をもつのに対し、イントラ・フェストゥムはそれらと排除しあうものではない。むしろこの両者に対して垂直に交叉するような時間の位相である。現在時ではあるが、その足下に口を開けた、クロノス（日常時間）とは異なる混沌、あるいは無底へとなだれ込む時間性である。

アンテ・フェストゥムは祭の予兆の中における戦慄、ポスト・フェストゥムはあとのまつり的な悔恨と罪業の時間であり、それぞれ統合失調症とうつ病に対応する。それに対して、イントラ・フェストゥムは、まずはてんかんにおける「まつりのさなか」の時間性として提示された。その際、木村は教示例として、ドストエフスキーの小説の登場人物（『白痴』のムイシュキン、『悪霊』のキリーロフ）におけるアウラの経験を挙げている。以下に引用する。

言ってみれば彼は、自分の癲癇の症状のうちには発作の起るほとんど直前に或る一つの段階があることを、思ったのである。その段階に入ると、憂愁と、精神的暗黒と、胸苦しさの真只中に突然、彼の脳髄が一瞬ぱっと焔をあげるように燃え上り、あらゆる彼の生活力が想像もつかぬほどの烈しさで一時にさっと緊張する。生きているのだという感じ、自意識が稲妻ほどしか続かないこの一瞬の間に、ほとんど十倍にも増大する。叡智と情とはこの世のものとは思われぬ光明にさっと照らし出される。あらゆる胸のざわめき、あらゆる疑惑、あらゆる不安はまるで一時に鎮まったようになり、水のように澄んだ諧調に充ちた悦びと希望に溢れる、理性と神性に充ちた、何か知れない崇高な平静境へと解き放たれる。だがこの数瞬は、この閃きは、それと共に発作そのものが始まる、あの決定的な一瞬の（一瞬以上であることは決してない）ただ単なる前触れに過ぎないのである。

『白痴』（小沼文彦訳）

ある数秒間がある——それは一度にせいぜい五秒か六秒しかつづかないが、そのときだしぬけに、完全に自分のものとなった永久調和の訪れが実感されるのだよ。これは地上のものじゃない。といって、なにも天上のものだと言うのじゃなくて、地上の姿のままの人間には耐えきれないという意味なんだ。肉体的に変化するか、でなければ死んでしまうしかない。（中略）何より恐ろしいのは、それがすさまじいばかり明晰で、すばらしい喜びであることなんだ。もう五秒以上も続いたら——魂がもちきれなくて、消滅しなければならないだろう。この五秒間にぼくは一つの生を生きるんだ。この五秒間のためになら、ぼくの全人生を投げ出しても惜しくはない。それだけの値打ちがあるんだよ。十秒間もちこたえるためには肉体的な変化が必要だ。

『悪霊』（江川卓訳）

アウラは発作の直前、すなわち「意識の消失＝死」の縁《へり》において開示される時間である。祝祭の狂騒がほとばしり、デモーニッシュなものが到来する。あるいは透明な静けさが開かれる。一瞬のことであるのだが、その時の狭間において、人は永遠に触れる。すなわち「永遠の一瞬」、「無限との合一である」。そのとき人は、アポロン的仮象から解き放たれ、ディオニュソス的陶酔とつかの間の死の中で、生命的な根源に触れるのである。

生命論的差異と死

八〇年代から九〇年代にかけて、木村の臨床思想は、イントラ・フェストムの発見を契機として、現象学から生命論、存在論的差異から生命論的差異へと転回する。その際、もう一つのキーワードとなるのが「ビオス」と「ゾーエー」である。

ビオスとは、個別化された特定の生のもつ輪郭や特徴的な表情のことであり、ある生存と他の生存を区別する外観を指示するものである。ギリシア語の原義ではポリスにおける生のことである。それに対してゾーエーとは、あらゆる生き物の生と共鳴する、特別な限定のない生一般を意味する。木村のゾーエー概念は神話学者ケレーニイから想を得たものであるが、そのケレーニイは、「ゾーエーはビオスの一つ一つが真珠のように並べられる糸であり、この糸はビオスとちがってひたすら無限に連続する[4]」と述べている。

生命論的差異とはビオスとゾーエーの差異のことである。つまりは個々の生命体と、それを生きものとして成立させている「生それ自身」との差異である。ここには、木村がつとに参照するヴァイツゼッカーの「生命それ自身はけっして死なない。死ぬのは個々の生きものだけである[5]」という生命思想が反響している。

死はあくまで個体にしか起こらない。系統発生をたどるなら、死の契機は有性生殖から始まる。(6) 胚細胞が綿々と受け継がれていくのに対し、あらたに出現した体細胞は一代限りのものである。元来、体細胞は胚細胞の乗り物に過ぎないのだが、個体性を獲得することによって、ビオス的生の有限性を刻み込まれることになる。

それゆえゾーエーは生の流動そのものであるが、ビオスの側からみれば、個体の消失する先であり、死に他ならない。人の想像力は、それをディオニュソスの八つ裂き、イザナミの腐乱した身体など、神話の中でかたどり、あるいは供犠の生贄によって、神聖な時の中に顕現させた。こうしたゾーエーへの回帰は、いわば「熱い死」である。

では、ビオスとゾーエーの生命論的差異は、何によって分節され、そして維持されるのだろうか。この切断の契機は、木村の生命論においては現れない。それゆえ補足する必要がある。人間の場合、それは物理的な力ではなく、生物学的な自然でもない。言語に代表される象徴的なもの、あるいは社会的な制度であり、そこに含まれる力によってである。代表的なものとしては、命名と埋葬という人間固有の営みが挙げられよう。

人は命名によって社会に登録される。名のない者は、社会の中の存在とは認められない。生物学的に母体から分離されただけでは、一人前ではないのである。さらに人の場合、いわゆる早生によって、自律的個体となるのが決定的に遅れる。出生した後も、いわば母胎というゾーエーを引きずっている。そこから個体を象徴的に切り出さなければならない。名を授けられ、人はポリスの人となる。

他方、人の死に臨んでは、身体が腐乱していくおぞましさを、なんとしても避けようとするだろう。穢れは土に埋めることによって、あるいは火にくべられることによって祓われる。そして墓が立てられる。つまりは、生命体としてではなく、あくまでビオス（＝ポリスの生）として死ぬのである。戸籍の登録を抹消されて、はじめて人は死んだことになる。
象徴的な切断により、ビオスからゾーエーへの回帰、すなわち「熱い死」は、容易には通路を見出しがたいものとなり、祭儀や性愛など、特権的な時間にのみ垣間見られるものとなる。生は個体の中に限定され、死はその個体の生との二項対立の中に取り込まれる。ゾーエーへの通路が見出しにくくなるとともに、生の充溢は色褪せ、死は無機的なものとなる。

「自己」という躓きの石

フロイトは、「快原理の彼岸」[7]（一九二〇）において、「死の欲動」という概念を提示し、生に内在する「無機的な死」への傾向性を示した。フロイトによると、「あらゆる生きものはその内的な理由から死んで無機物に帰る」のであり、この死の欲動は、「生命ある有機体に内在する衝迫（Drang）」であるという。

生命あるものはすべて内的根拠に従って死に、無機的なものへと帰ってゆくということを、例外なき経験として仮定することが許されるなら、われわれは次のようにしか言いようがない。すなわち、あらゆる生命の目標は死であり、翻って言うなら、無生命が生命あるものより先に存在していたのだ、と。

木村[8]は、死の欲動をめぐる精神分析の混乱を、フロイト自身の「生命」概念の混乱によるものであるとする。つまり、生命一般と個体の生存を判別していないがゆえに生の欲動と死の欲動との二元論となるのであり、フロイトは本来、生命一般（＝ゾーエー）への回帰である死の欲動を根源的欲動とする一元論を心中ひそかに抱いていたのだという。だが、そこでフロイトが語る死の次元は無機的である。ゾーエーに内包される生命の躍動や生成、あるいは「熱い死」とは対極的なものである。

科学という意匠にこだわったフロイトの多くの論考と比べるとき、「快原理の彼岸」はいかにも思弁的で難解なテクストである。もっともフロイトには、「心理学草案」（一八九五）、「夢の解釈」（一九〇〇）第七章にみられるような、錬金術的とでも形容すべきほの暗い思想の水脈がある。それはいったん背後に退いたあと、一九一五年の「欲動と欲動運命」を端緒としたメタサイコロジーの大改定として再浮上した。「快原理の彼岸」は、その掉尾にあたる論考である。

フロイトがそこで死の欲動の例として引き合いに出すのは、外傷神経症、糸巻き遊び、そして宿命神経症などにみられる反復強迫である。外傷神経症では、トラウマとなった光景が繰り返し夢に現れる。快原則に従うなら、そして夢の機能が、フロイト自身がいうように、願望充足にあるとするなら、トラウマは忘却されるべきものである。だがトラウマのほうが、自己にとりつく。

糸巻き遊びの例では、幼児は糸巻きを放り投げ、そして引き戻す行為を繰り返す。そのたびごとに、「いない」、「いた」と歓声を上げる。ここで糸巻きは母を象徴している（あるいは幼児自身が象徴化されているのかもしれない）。それによって母は操作可能なものとなる。フロイトが着目するのは、この行為の快は失われた対象が現れた瞬間の方にあるはずにもかかわらず、幼児が圧倒的に放り投げる行為の方に専念していたことである。つまり母が立ち去った場面が繰り返されたのである。これについてフロイトはいくつかの解釈を提示しているものの、決定的な見解は述べられていない。ごく素直に解釈するなら、この遊びの中で、幼児は見捨てられた体験を象徴化によって能動的に演じ、分離の傷を主体化している。そして繰り返しその地点に立ち返るのである。

宿命神経症においては、幼児期における外傷的な経験が、想起されることなく、行為として反復される。もちろん、当人には意識されていない。たとえば悲劇的な恋愛を繰り返す人、何度も人に裏切られる人は、それと知らず、外傷的な経験を、自らが主役となって反復している。

これらの反復強迫が示しているのは、生一般＝ゾーエーへの回帰ではない。むしろゾーエーから自己というものが切り出されてくる局面への固着である。言い換えるなら、生成に存在が刻印される地点である。自己の内部の法である快原理はそこで破綻する。というより、手が届かない。「快原理の彼岸」のなかで、フロイトは、「意識は記憶痕跡（Erinnerungsspur）の代わりに出現する」というあざやかなテーゼを示している。

いったん象徴的な個体化をとげたビオス的な生にとって、この刻印は強烈な固着点となる。そこを超えて、ゾーエーへと回帰するのは容易ではない。フロイトが「死の欲動」という表象によってかぎ取ったのは、個体化した意識のもつこうした悲劇性ではないだろうか。

生命の中の反生命的なもの

ビオスとゾーエーの間には深淵が横たわっている。それは象徴的なものの与えた痕跡である。ゾーエーの世界には否定はないが、ビオスには刻み込まれている。それは象徴的なものの力の衝撃に由来するが、意識の内部においては、生／死、あるいは肯定／否定の二項対立として取り込まれる。

生命に宿命的に刻み込まれた象徴的なものという次元は、統合失調症においてもっとも顕著に現れる。たとえばミンコフスキー[9]は、この疾患の精神病理を「現実との生命的接触の障害（la perte de contact vital avec la réalité）」と定式化した。ミンコフスキーはオイゲン・ブロイラーの「分裂性」と「同調性」の二つの生命原理を踏襲する。分裂性とは環界からの自律を志向する個の原理であり、同調性とは環界と共振する原理である。両者はともに経験を構成する原理であるが、その配分比は個体によって異なる。分裂性の度合いによって、分裂気質からさらには分裂病質という異常性格に至り、そこに何らかの病的因子が加わるか、分裂病質が誇張されたとき、統合失調症（分裂病）という病的過程が発動する。

病態を特徴づけるのが、上述した「現実との生命的接触の障害」と呼ばれる、環境や他者と共振しないあり方である。それに加えて、病的合理主義、ないし病的幾何学主義と呼ばれる代償機制がみられる。本能的、生命的要素の不足を知性によって補填する現象であり、生硬な論理が前景に立つ。

このミンコフスキーの統合失調症論は、大づかみな把握としては臨床的に有用である。だが、いくつかのほころびがある。一つは、分裂性と統合失調症（分裂病）の関係が明確でないことである。臨床的には両者の間に断層があるのは歴然としているが、ミンコフスキーは連続性を捨て切れていない。

いま一つは、統合失調症の精神病理の重要な柱である他者性の病理が欠如していることである。彼らは、自らに侵入し、語りかけ、秘密を握り、そして内側から転覆させようとする他者にさらされている。こうした問題点は、ミンコフスキーが依拠するベルクソンの哲学、とりわけエラン・ヴィタールに内包された問題でもある。

エラン・ヴィタールは、ベルクソンの初期の基本コンセプトである「持続 durée」に由来する。[10] 持続のイメージとしてベルクソンが提示するのが、砂糖が溶けることであり、メロディーである。その過程が終わるまで待たなければならない、分割が不可能なものである。言い換えるなら、外延的なものに対する内包的なもの、量的なものに対する質的なもの、そして空間的なものに対する時間的なものである。

持続にみられる一元論は、生の流れとしてのエラン・ヴィタールに受け継がれる。[11] とはいえ、エランはそこですべてが合一するようなものではない。差異を内包し、発散する契機をはらみながら展開する。異質な連続性としての、潜在的な一者としての生の躍動である。

問題となるのは、エラン・ヴィタールに含まれる分散の契機である。それは主に二つの局面で現れる。いずれも言語に代表される知性、あるいは象徴的なものとかかわる。

一つは、古典的系統樹に描かれる枝分かれである。一方は昆虫へと、他方は脊椎動物へと進展する。前者は本能優位、後者は知性優位の分枝である。本能の幹の先端に位置づけられる昆虫、とりわけ膜翅類（ハチ）は、ある意味、生命の完成型である。ハチの個体はただ共同体のためだけに生きている。集団を離れた個体はすぐさま死んでしまうのであり、ビオスはゾーエーに回収される。

本能が生命から直接導かれるのに対して、知性の身分は微妙である。ベルクソンが知性の特徴とするのは、まずは無機的な道具を制作し使用することであり、さらに道具を作る道具を作ることである。そして事象ではなく関係を扱い、仮言的な構成が可能であり、〈いま―ここ〉の生への密着から離陸させる。ベルクソンはここではほとんど「言語」と言いかけている。

だがベルクソンの知性に対する態度は煮え切らない。一方では、知性のもつ軽やかさを、生命を展開するものとして肯定的にとらえてはいる。だが、他方では、知性は生命より物質、時間より空間にアフィニティがあり、物質に対して従順なたたずまいをとりつつ、物質を支配する反生命性に対する嫌悪感を隠さない。つまり知性は、

〈いま―ここ〉からの解放であるとともに、生命的なものからの疎外でもある。

もう一つの分散の局面は、個体化である。昆虫の場合は、膜翅類（ハチ）にみたように、個体は共同体の構成要素としてはまり込む。逸脱する契機はない。ところが脊椎動物の先端に位置するホモ・サピエンスでは、個は集団に回収されない。それぞれが自分自身に向かう。個別性 particularity とは区別される、単独性 singularity の次元である。

こうした人間固有の個体化は、先にみたように、象徴的なものに由来する。それはエラン・ヴィタールに直接由来するもののようにはみえない。ではどのように考えればよいのだろうか。ここでは筆者の暫定的な見解を提示しておく。

そもそも生命には裂開が刻み込まれている。それによって生命は駆動され、その結果として、進化の先端で、象徴的なもの（ベルクソンでは言語に代表される知性）が創発された。それは生命における裂開の現れそのものであり、集団に回収されない個体というものを生み出した。他方、個体の側からみれば、象徴的なものの衝撃は、自らの深奥にその痕跡をとどめている。それは内部にありながら、自分自身には回収できない傷跡、外部である。それゆえ個体は象徴的なものを、自らの中に固有化することはできない。だがその一方で、象徴的なものは、それ自身が与えた傷口を塞ぐという機能を果たすのである。統合失調症にかかわるのは、この自己の最深奥にある外部性の次元である。

象徴的なものの突破――バタイユにおける熱い死

二つの生命原理であるビオスとゾーエーの間には、個体化の一撃を与えた象徴的なものが横たわっている。その間を往還することは、実のところ容易ではない。フロイトの死の欲動は、個体を超えた次元を志向しているが、その向かう先はゾーエーではない。個体化の一撃に連なる傷跡に、反復強迫的に立ち返るのである。フロイトにあっては、性衝動は生の本能に帰属する。あくまでビオスの法であり、個体内部の原理である。

長々と象徴的なものへと迂回したのには理由がある。それは、イントラ・フェストゥムの病理とは、こうした反生命的なものが立ちはだかっているにもかかわらず、それを突破して噴出するものだからである。ではゾーエーへと回帰するどのような方途があるのだろうか。

一つの代表的な例が、冒頭で触れたてんかんの場合である。発作が到来するとき、意識の消失とともに、生の奔流が溢れかえる。ゾーエーへ回帰するためには、個すなわち自己を去る必要があり、意識の解体は直接的なルートとなりうる。ただ、それがどのような世界なのかは、アウラの一瞬を通してしか、うかがい知ることはできない。

木村は、イントラ・フェストゥムの系譜に入る病態として、てんかん以外に、非定型精神病と躁（マニー）を挙げている。いずれも、てんかんのような狭義の意味での意識の消失は伴わない。ではいかに醒めながらにして、ゾーエーへの回帰は可能なのだろうか。その際、バタイユの思想[12]が参考になる。青ざめた二十世紀の思想群の中で、バタイユの思想は例外的に熱く、そして祝祭と親和性がある。

バタイユの思想の基本骨格は、ヘーゲルに由来する二重の否定性（＝拒否）によって構成されている。人間は、自然の一部としての動物的な生に自足せず、それを拒む。これが第一の否定性である。そして自然と密着した生から離脱し、自律した生を営むのだが、それによって主体は、自然と自由、生命と自立に引き裂かれる。この分裂は死を意味するが、主体はこの死を前にしてひるむことなく、それを耐え、死を維持しようとするなかで、否定性を存在に転化する。これが第二の否定性である。

バタイユがヘーゲルと袂を分かつのは、この第二の否定性の場面である。バタイユによれば、第一の否定性によって自然（＝生）は、呪われたものとして禁止される。それは食や性などの営みにおけるさまざまなタブーにみることができるだろう。

だがそれでことは打ち止めにならない。この禁止された領域は、禁止されたがゆえに、あやしい魅力を放つことになる。いったん拒否し、そして禁止した動物的な荒々しさは、禁止されたがゆえに、「欲望」の対象となる。これがバタイユの第二の否定性（拒否）である。この「拒否の拒否」は、労働や制度によって呪縛された間接的生に対する拒否でもある。直接的な生を拒否することによって自律した人間は、みずからが禁止した直接性を、今度は欲望するようになる。

バタイユはヘーゲルの否定性を受け継ぎながらも、第二の否定性において、分裂した自己をヘーゲル的止揚による存在への転化に解消しなかった。むしろ、第一の拒否の招き入れた否定性、すなわち主体の分裂、そして死の契機の近傍に留まろうとする。「留保なきヘーゲル主義」(13)と呼ばれるゆえんである。

バタイユの示した構図を、生命論的なタームに置き換えるなら、ゾーエーの拒否によってビオス的生が成立するとともに、ゾーエーは「呪われた部分」としてひきつけるものとなる。先にみたように、この二つの次元の間には「象徴的なもの」という障壁がある。そしてすでにビオス的生を営んでいる立場からみれば、原初のゾーエーとは禁止が生み出した幻想に過ぎない。

確かに直接的生とは事後的に生み出されたものであり、そこへ回帰することもまた幻想であるのかもしれない。拒否の拒否という二重否定は、原点への回帰を意味しない。だが、バタイユの思想においては、原初の直接的な生とは、不可能なものというよりは、禁止されたものである。そして禁止ならば、侵犯することが可能である。もちろん、ビオス的生が設定する境界（禁止）を侵犯したら、その先にゾーエーの世界があらかじめ待ち構えているというわけではない。そうではなく、重要なことは、侵犯する行為とともに、呪われた部分という次元を垣間見るチャンスが訪れるということである。さらにいうなら、侵犯する行為そのものが、その瞬間、イントラ・フェストゥム的時間を開示し、そこで人はゾーエー的生へと化身する。

アンテ・フェストゥムやポスト・フェストゥムといった時間性が、現在に対して一定の距離を持し、認識に親和性があるのに対して、イントラ・フェストゥムは現在の足下に口を開けた深淵であり、行為によって開示される。持続的に維持することは困難であり、瞬間的に顕現する。バタイユ的にいうなら、好運がもたらすものであり、同時に不吉なものでもある。

イントラ・フェストゥムを限られた時空の中に限定して呼び起こす装置として祝祭がある。そこでわれわれは、穢れたもの、荒々しきものに触れる。その一つの典型が供犠である。供犠において、大切な動物が殺され、捧げられる。日常性の側からみれば、まったく割に合わない、理にかなわぬ蕩尽である。だがその時、家畜としての動物は、有用性や労働といった俗世界のくびきから解き放たれ、聖性をおびる。そして犠牲の動物が死にゆくとき、それを前にした人間との境界が失われ、人もまたそこで死を経験する。

マニー――意識清明なるイントラ・フェストゥム

ここでいう「マニー」とは気分障害（躁うつ病、双極性障害）にみられる躁状態のことである。マニーは、狭義の（生理的な意味での）意識障害をともなわないイントラ・フェストゥム的狂気である。

ところで、あらためて躁状態とはどのようなものだろうか。躁の症状学について、過去の記述を振り返ると、驚くほど貧しい。過去、わが国で発刊された躁うつ病に関する数百ページからなる教科書[14][15][16]においてさえ、躁の症状についての記載は、たかだか一頁から二頁であり、その乏しさに唖然とさせられる。

気分の高揚、観念奔逸、行為心迫などの通り一遍の把捉に加えて、乱費、性的放恣、トラブルなどの問題行動、および睡眠欲求の低下や性欲の亢進などが記述されているにすぎない。この点は、うつ状態と対照的である。症状だけでなく、精神病理についても圧倒的な記述の質量の差がある。

冒頭でも触れたがこのことについては、いくつかの臨床的事情がある。うつ状態が、診察という場面になじみやすく、対象として記述しやすいのに対し、躁状態では、患者は医療という制度に抗い、対象とされることに強い反発をもつ。内省的な態度とは無縁であり、内界がどのようになっているのか、手がかりに乏しい。あえてわが身を振り返るように求めると、激しい怒りが誘発される。そして、こうした様態は、記述する側に、そのための余裕を与えない。

マニーは制度的なものに激しく抗う。診療という枠組みに収まろうとはしない。こうした社会的なものへの反発・抵抗という心性は、統合失調症と共通している。だが、マニーの場合には、祝祭性に縁どられ、社会そのものが問い直されるようなことはない。躁状態の患者を入院に導く際、統合失調症の場合に感じるような加害者としての後ろめたさを持たされることはない。もちろん、気おされて、入院をためらうことは起こりうる。だが、ひるんだ気持ちに掉させば、患者、そして家族らに計り知れない損失を与えることになる。彼が社会的信用を失い、家族や友が離反し、財産が浪費されるというリスクは容易に予測できる。社会防衛など考えるまでもなく、入院となる。

それに加えて、躁状態はそれほど長くは続かないだろうという予断がある。実際、躁が何か月も続くようなことは稀である。そのあとうつ状態に移行して長引くことがあるにしても、マニーに対しては、緊急避難的な入院という意味合いが強い。いずれは退院するだろうという見通しがある。

他方、統合失調症の場合には、制度というものが根源的にもつ暴力が、彼らの精神病理に深く関与している。そうした暴力をあばき、そしてわれわれに突き付けるたたずまいを、彼らはたずさえている。それゆえ、制度の側にいる医師は、つねにその暴力に加担する後ろめたさを背負わざるをえない。保護のための入院という名目は立つにしても、どこかでそれは言い訳でしかないという意識がつきまとう。

時間の裂け目であるイントラ・フェストゥムの祝祭性は一時的なものであるということ、持続的なものとはなりえないということは、マニーの精神病理を考えるにあたって重要な事項である。祝祭の時間は例外的な事象であり、日常性と対立するというより、交替することが宿命づけられている。祝祭性は、本来日常性を更新するものであり、その力は、刹那的に開示されるというその時間性において与えられる。長引いた祝祭は、たちまち色褪せる。マニーが病理的であるのは、本来一時的なものであるはずのイントラ・フェストゥムを押し広げ、いずれは収束するにしても、持続的なものとするところにある。

マニーの症候学

マニーは、ビオスからゾーエーへと例外的に突破する、意識清明なるイントラ・フェストゥムの狂気である。以下では、その症候学を、「気分」、「時間性」、「横滑り」、「蕩尽」という四つの局面にわけて論じる。これらは本来のマニー、すなわち躁うつ病(双極Ⅰ型障害)を対象としているが、重篤度を減じても、その基本的な性質を大きく変じることはない。それゆえ以下の記述は、基本的にヒポマニー(軽躁状態)にも該当する。

〈気分の高揚と不安〉

ゾーエーへと回帰する中で、生の奔流へと身を躍り込ませるとき、気分は高揚する。鈍重な自己からの解放である。古典的には爽快気分と記述されるが、かならずしも爽快であるとか陽気であるとは限らない。個体としての自己すなわちビオス的生は消滅のみぎわにある。すなわち死の間近にあり、潜在的には不安に縁どられている。そこに日常の論理を示されるとき、不快や怒りがあらわになる。

逆に、死の契機がマニーを誘発することもある。その典型が、葬式躁病、つまりは葬儀を機に発症する躁状態である。災害時にもまた、マニーが引き起こされやすい。この場合には、ほとんどが病的なものではない。生き延びるためのマニーである。中には冷静無比に行動する人もいるだろうが、外界のカタストロフは、ビオス的な生を営むことを許さない。落ち込んでいては、生命にかかわる。少なくとも被災した当初は、不安に縁どられながらも、気分の高揚を示す人が少なくない。

すでに述べたように、内省は不可能である。求めると、強い拒否にみまわれる。軽躁ではある程度は可能になるが、それに応じて否認が顕著になる。メラニー・クライン[17]のいう「躁的防衛」である。

〈速度〉

マニーがイントラ・フェストゥムの病理であるならば、必然的に時間の変化がもたらされる。まず、速度が亢進する。テンポが上がる。ゆったりとした、あるいはのんびりと弛緩したイントラ・フェストゥムなどありえない。ゾーエーへ回帰する祝祭的時間は、日常的な時間に垂直に割り込んでくる。

もっとも、この垂直的時間は、てんかんのアウラに示されるような静謐なものである場合もある。祝祭においても祭事は厳粛に執り行われる。聖なるものが顕現する時間である。だが、あえて聖俗をいうなら、マニーは俗の側にいる。聖なる次元、あるいは聖なる時間性が開示されることはあまりない。もっぱら喧騒の中にいる。この点では、侵犯から聖性に向かうバタイユの論から乖離する。

躁的なイントラ・フェストゥムの開示には、速度が必要である。そして速度の中に内在することによって、時間の裂け目に身を躍り込ませることが可能になる。この場合、速度といっても、外延量ではなく、計量とは無関係である。日常的な時間は無視される。

ある軽微な双極性障害をもつ芸術家は、スランプの時（うつ状態）には自分が出てきて描けなくなるのだという。どういう色を使ったらよいかとか、批評家にどうみられるかといった考えが念頭を去らない。逆に、調子のよい時（軽躁状態）には、自分がどのように描いたか覚えていないという。行為の中に没入し、日常的な時間から離脱している。

マニーにおける創造性は、たいていは流産するのだが、一つの契機となることは確かである。瞬発力のある行為が出くわす断片の中にはきらめくものがあり、あたかもライプニッツ的な真理のごとく、そこにおりたたまれた全体をみることがありうるだろう。全体の中の個物でしかないわれわれが、速度の中で、全体を瞬時に俯瞰するのである。

速度に内在するとき、定点、あるいは座標軸は失われ、たえざる変化と流動にさらされる。スリルという快と不安のコンプレックスがそこでもたらされる。経験は、表象の同一性から解き放たれ、ざわめき始める。ドゥルーズ(18)のいう微分、あるいは差異のきらめきがもたらされる。その時には、記憶というビオス的自己のエコノミーは成り立たない。マニーには狭義の意識障害はないが、回復した後には健忘が残される。

〈横滑り〉

マニーが病理的となるのは、本来、瞬間的であるべきイントラ・フェストゥムを延長させるところにある。祝祭のハレの時間や性愛の営みにみるように、生命の奔流は、本来は「呪われた部分」として、一定の時空に囲い込まれる必要がある。

例外的な時間を延長させるとするなら、ひとところに留まっていてはならない。死をはらむ強度にじっと耐え続けることは困難である。やがて日常的な時間がそれを回収しにやってきて、一定の意味と連関が与えられることになる。あるいは内省が行為に追いついてくる。それゆえマニーでは、速度に加えて、変化が必要になる。腰を落ち着けてはいられないのである。

ある双極性うつ病の女性の再発時（うつ状態）に、クロミプラミン（三環系抗うつ薬）を処方したところ、次回の診察時に、「あの薬は落ち着きすぎて、こわくてのめませんでした」と述べた。

こうした事例では、まずは躁転をケアしなければならないのだが、時としてこのようなことも起こりうる。通常、うつ状態では、まずは不安焦燥を緩和し、睡眠の改善をはかることによって、ひとまずは落ち着くことを初期の目標となるが、双極性成分がある事例では、そうした治療導入がかならずしもうまくいくとはかぎらない。特に気分調整薬を処方する場合には、気をつけなければならないポイントである。

観念奔逸に代表される転導性の亢進は、マニーにおける重要な精神病理であるが、それを特徴づけるのは「横滑り」である。超越的な高みに飛ぶことはあまりない。機会的に、あるいは機会をとらえて、機敏に、あるいは思いつくまま、飛び移る。換喩的な移動、転位であり、断片のきらめきを直観し、ときめく。言葉は、日常の側にある意味よりも、音韻に傾く。

マニーでは、統合失調症のような自己の自己性をめぐる病理は目立たない。だが、本来ビオスの論理である自己の同一性は、その死を意味するイントラ・フェストゥムの中のさなかにあっては維持されない。つねに「何々である」という規定を振りほどいていかなければならない。たえず移動し、変身し、逃走する必要がある。衣装、ペルソナ、あるいはパートナーを次から次へと変えていく。ある意味で、彼らはシミュラクルの様態をとる。つまりはパロディとしてのあり方である。シミュラクルとは模造ないし擬態という意味であるが、クロソフスキー(19)はそのバタイユ論で、同一性の原本のない自己自身の模擬という視点を提供している。

こうした換喩的な移動やシミュラクル的様態は、ビオスとゾーエーの間に立ちはだかる象徴的なもの自体に内在しつつ、それを酔わせる。健忘とともに、自己の固着点を突破してゾーエーを開示する戦略となりうる。

〈蕩尽〉

マニーの臨床において、濫費の有無およびその程度は、指標として重宝される。数量化になじみやすく、また実際の患者や家族の利益に直接かかわる事象である。気前よく奢る程度ですむ場合もあれば、財産を失い、さらには莫大な借金を背負うはめになることもある。

濫費はまた、マニーの精神病理の重要な側面を言い当てている。つまり収支の無視、エコノミー（＝家政、内部の法）の侵犯である。それは日常の論理である等価交換や均衡を逸脱する。

後先を考えず、あとかたもなく消費する。一攫千金を狙うが、結果には無頓着であり、投資したつもりが、回収するのを忘れている。実用も転売もできないものを買う。これらは供犠に通じるところがある。というのも、供犠は動物を犠牲にすることにより、それを使用価値から解き放つものであり、濫費は交換価値を無視するものだからである。お賽銭もお祝儀も、ご利益を期待していても、回収することは慮外のことである。何のための濫費というのは無意味な問いであり、濫費する行為そのものに価値がある。

交換に回収されない非経済的行為として、文化人類学においては、北米インディアンのポトラッチがよく知られている。それに際しては、自分にとってできるだけ貴重な財を相手に贈与したり、みずから破壊したりする行為がとられる。

また、俗に、「火事と喧嘩は江戸の華」というが、火事も喧嘩も、交換の回路を破壊する行為であり、誰も得をしない。だが、人をひきつける。強さを誇示するために喧嘩をするというロジックも可能だが、喧嘩そのものの魅力の方がまさるだろう。類型としての江戸っ子の直情径行は、マニーに親和性をもつ。

メランコリーと労働

蕩尽にみるように、マニーは労働という日常と対立する。蕩尽以外の特性も、労働にはなじまない。ヘーゲルにおいて、労働は、第二の否定性がとる主要なソリューションである。自然や生命から分離された人間が、物を否定しつつも、それを消滅させるのではなく、形を整えるという行為である。そしてその形の中に、自らの自由と自立の姿を認めるのである。ヘーゲルによれば、一見他律的にみえる労働の中でこそ、意識は自力で自分を再発見する。

だが、たいていの場合、人は労働そのものを享受することはない。労働はあくまであとで享受するためのものである。というより、あとで享受が待っているという幻想によって営まれる。実際には、普段労働にいそしむ人は、蓄積した財を蕩尽したりしないものである。

労働は、むしろ古典的なうつ病と親和性をもつ。メランコリー親和型性格における秩序志向、そして勤勉の精神が一つの典型となるだろう。彼らは浮き立たない。祝祭の気分に浸ることもあるだろうが、限定的であり、日ごろ浮かれることはない。

古典的な商業資本の図式、G—W—G'（G＋⊿G）に倣うなら、商品（W）と貨幣（G）は、その流通過程において利潤⊿Gを生み出す。いわゆる剰余価値と呼ばれるものである。本来、等価交換であるはずの商品と貨幣の交換で利潤が引き出される理由について、マルクスはとりあえずそれを労働に求めた。労働者には、労働の対価として賃金が与えられるが、それ以上の価値が資本家にもたらされる。

これは通常、資本家による搾取とされるものである。それだけで資本の増殖が説明できるとは思われないが、労働に搾取はつきものであるのは事実だろう。ところが、メランコリー型においては、彼らほど献身的に労働する者はいないにもかかわらず、搾取されているという意識はない。むしろ、労働によって庇護されることを志向する。そして、彼らの意識においては庇護のために献身している意識もない。

マニーがバタイユ的蕩尽と響き合うのに対し、メランコリーはヘーゲル的労働に親和性をもつ。バタイユ的主体が、禁止を侵犯して死のみぎわに留まろうとするのに対し、ヘーゲルの主体は、死を回避した主体である。いわゆる主（主人）と奴（奴隷）の弁証法に示される自己意識の闘争である。どこまでも死を恐れぬ相手（主）に屈服した主体は、奴として生きることを選択する。ところが、そののちヘーゲルの弁証法を担うのは、主ではなく、奴の側である。主は勝利することによって、かえってみずからの享受を奴の労働に依存することになるという理由で、疎外された者となり、弁証法の行程からは排除される。

ただし、奴もまた、疎外されていることには変わりはない。というより、最初に享受を断念したのは奴にほかならず、そのために主に隷従することになったのである。奴はみずからが死を賭した享受の主体となることをあきらめ、その代わりに、労働を通して主が享受することを支える道を選んだのである。

バタイユにおける否定（拒否）もまた、自然=生命的なものからの疎外をもたらすのであるが、同時にその疎外を否定する第二の否定を呼び込み、それが禁止を突破し、再び生命的なものに触れる契機となる。それに対して、ヘーゲルにおける否定は、自己意識に回収され、以後、主体は絶対精神へと向けた行程をたどる。主が命を賭した瞬間、死のみぎわに身を置いた局面は、打ち捨てられたままとなる。以後、『精神現象学』に主は登場しない。

　だが、弁証法の行程を駆動する奴の労働は、かつて主に遭遇したこと、主がどこかにいるということによって維持されているのではないだろうか。とりわけメランコリー型の場合、労働は自覚されぬまま主に捧げられている。神のいないプロテスタンティズムが困難であるように、そのように想定しないと、彼らの勤勉は理解できない。もちろん、この場合、主とはいっても、具体的な他者が念頭に置かれているわけではない。だが、どこかに享受している者がいる、蕩尽する特権をもった者がいるということが、彼らに夢を与えている。そうした法外な他者を自分が支えているという幻想が、労働という現実を構成しているのである。

　メランコリー型がヘーゲル的労働に親和性をもつとは言ったが、彼らの労働は、それを通して自立した主体になるものというよりも、むしろ主に捧げるものである。奴は、享受＝蕩尽ではなく、他者の享受を欲望する（これが剰余価値から想を得たラカン[20]の「剰余享楽 plus-de-jouir」の正体でもある）。つまり奴は、他者の享受＝享楽のおこぼれにあずかる。このようにメランコリー型のなかに、マニーはネガとして含みこまれているのである。

　すでに述べたように、木村のイントラ・フェストゥム概念は、マニーを「うつ」との対から解放するものであった。マニーはうつに垂直に差し挟まれる。しかし両者の関係は機会的なものではない。ここにみるように、対とは異なった形の、内的な連関がある。そうでなければ、両者が交替したり混合したりするということもまた機会的なものになってしまうだろう。

おわりに――ヒポマニーの時代

ヘーゲルが奴の側を自己意識の本線としたことに示されるように、メランコリー親和型性格は、いくらかの偏りはあるにしても、意識の通常態である。死を賭した戦いにひるんだということは、裏返すならば、自己＝意識の論理を遵守したということである。

他方、バタイユ的思想に親和性のあるマニーからみるなら、自己とは反動にほかならず、棄却されるべきものである。だがマニーは通常態ではありえず、あくまで例外的事象にとどまる。

自己という通常態とマニーという例外の組み合わせは、「構造とその外部」という社会・文化に関する古典的な図式と類同のものである。日常的な労働に、祝祭空間が周期的に侵入し、それによって構造に堆積した澱がはらわれ、日常は刷新され、反復される。

だが、個体の場合、構造が行き詰ったときに現われるのは、「抑うつ」が圧倒的に多い。病態においても、マニーは例外的である。おそらくは、被害があまりにも甚大であること、そして自己という審級を維持するという命法が強力に作動するからだろう。

本格的な抑うつに陥ると、労働という現実は放棄せざるをえない。だが、他方で、罪悪感によって自己は維持される。「悪いのはこの自分である」ということである。それは単に周囲に迷惑をかけているということではない。主の享受を支えられないことに対する罪悪感であるが、裏返せば、それだけ自分には力があるという幻想であり、主を支えてきたのは自分であるという自負である。抑うつにおいては、現実よりも、幻想の方が優先される。

ところが、このようにマニーが例外的な事象、言い換えるなら少数派として、自己＝意識に対峙する構図は、近年、にわかに緩み始めている。むしろマニーは小規模なものに身をやつして、日常の中に、あるいは抑うつの中に出没するようになった。臨床場面では、いわゆる双極Ⅱ型障害[21]をはじめとする、ソフトな双極性の事例にしばしば遭遇する。たたずまいからは、かつてのマニー親和型性格や循環気質のような強力性が目立たない事例においてさえ、小規模なマニー、すなわちヒポマニーが見え隠れしている。

こうした現象については、いくつかの要因があるだろう。一つには、近代的主体として維持すべき、自己＝意識への執着が薄れてきたことがある。その背景には、象徴的なものの弱体化がある。それはビオス的な生である自己＝意識の維持を命じるとともに支え、同時にゾーエー的なものに対する結界となるものであった。両者の間の分節が緩んでいるのである。

今一つの要因としては、主の退場ということがあげられる。それにともない、その享受を支えるという幻想も潰える。なるほど、物質的な快楽については格差が存在する。つとに拡がっているともいわれる。だがそれは現世的なもの、さらにいうなら俗物的なものであり、享受ではなく、あくまで快楽である。主の享受ならともかく、他人の快楽をすすんで支えることなどばかばかしい。

それに呼応する現象が、祝祭の矮小化である。今や祭はリスク管理の対象となり、みずからを危険にさらすことも、犠牲を捧げることも禁じられる。それによって、死のみぎわの高揚も色褪せる。これでは聖なるものは顕現しない。

さらにもう一つ付け加えるなら、労働の徹底的な非祝祭化である。図式的には、労働は搾取される無味乾燥なものであり、祭とは無縁のものだが、今から振り返るなら、それでもどこかに祝祭性を忍び込ませていた。少なくともバブル崩壊までは、いくらかなりともそうした様相があったように思われる。

ある双極性うつ病の事例は、現場と事務を二年単位で交代するキャリアを強いられている。現場にいるときには、機敏で直観力に富み、水を得た魚のように活躍するのだが、デスクワークに引っ込むと、途端に抑うつ的となる。そして自宅にこもってオーディオなどに凝りはじめ、家人が心配をよそに散財する。

この事例は、現場ではまだ労働をアニメートすることができたが、事務仕事は彼のマニー成分を吸収できていない。

かつてはマニー傾向をもった個体が、それを熱中性として仕事に振り向け、執着気質というような類型にみるように、模範的な労働者としてありえたのである。だが、今やそのような労働は見出しがたいものとなっている。さらに無味乾燥な労働をしたところで、その献身を捧げる主もいないのである。

ヒポマニーはこうした時代背景のもとで、クローズアップされた精神病理である。それはかつてのマニーのような、大がかりな病態ではない。神出鬼没であり、さりげないところに顔をのぞかせる。とらえどころがなく、抑うつに紛れ込むと、病像を混濁させ、経過に微妙な影響を与える。臨床的にも重要なイシューとなっている。

それだけでなく、ヒポマニーは、逼塞した時代に応ずるように出現してきたようなところがある。ある種の文化的な現象といってよいかもしれない。マニーがイントラ・フェストゥムを拡大しようとする点において破壊であるのに対し、ヒポマニーの多くは、長引かず、刹那的に出現する。窮屈な現実に対して、一瞬、平準化された時間に、風穴をあけるような意義がある。

だが、本来、そうした機能を担ってきたのが祭ではなかっただろうか。あるいは、賭博や性愛のための秘匿された場があったのではないだろうか。だが、こうした文化装置はもはやイントラ・フェストゥムのスリルを与え返さないのかもしれない。

そしてまた、徹底的に脱聖化された社会においては、禁止とその侵犯という構図も、変容を免れない。どこかで主をあてにしていたことが、侵犯を侵犯たらしめていたのであり、それ以前に、主は侵犯を寡占するものとして、主体の幻想の核をなしていたのである。

ある意味で、ヒポマニーは、祝祭のなくなった世界における ad hoc なイントラ・フェストゥムである。それは確かに時のはざまを開示する。だがその瞬間に生命の根源が垣間見られるのか、われわれはまだつかみ切れていない。

文献

（1） Tellenbach, H., *Melancholie. Zur Problemgeschichte, Typologie, Pathogenese und Klinik*. Springer: Berlin, 1961, 2. Aufl. 1974, 3. Aufl. 1976, 4. Aufl. 1983.（第三版邦訳―H・テレンバッハ著、木村敏訳『メランコリー』みすず書房、一九七八、第四版邦訳―H・テレンバッハ著、木村敏訳『メランコリー』改訂増補版、みすず書房、一九八五年）

（2） 木村敏「躁と鬱」『木村敏著作集3』弘文堂、一一三―一六四頁、二〇〇一年。

（3） 木村敏『時間と自己』中公新書、一九八二年。

（4） Kerényi, K., *Dionysos. Urbild des unzerstörbaren Lebens*. München/Wien: Georg Müller Verlag, 1976.（カール・ケレーニイ著、岡田素之訳『ディオニューソス――破壊されざる生の根源像』白水社、一九九三年）

（5） Weizsäcker, V. v., *Der Gestaltkreis: Theorie und Einheit von Wahrnehmen und Bewegen*. 4. Aufl. Georg Thieme Verlag, Stuttgart, 1950.（木村敏・濱中淑彦訳『ゲシュタルトクライス』みすず書房、一九七五年）

（6）内海健『精神科臨床とは何か』星和書店、二〇〇五年。
（7）Freud, S., *Jenseits des Lustprinzips*. 1920. G. W. XIII. Fischer, Frankfurt a. M. 1999.（須藤訓任訳「快原理の彼岸」『フロイト全集17』岩波書店、二〇〇六年）
（8）木村敏「真理・ニヒリズム・主体」『偶然性の精神病理』岩波書店、五七－五八頁、一九九四年。
（9）Minkowski, E., *La schizophrénie*. Desclée de Brower, Paris, 1953.（村上仁訳『精神分裂病』みすず書房、一九五四年）
（10）Bergson, H., *Essai sur les données immédiates de la conscience*, Alcan, Paris, 1888.（中村文郎訳『時間と自由』岩波書店、二〇〇一年）
（11）Bergson, H., *L'évolution créatrice*. Presses universitaires de France, Paris, 1907.（松浪信三郎・高橋允昭訳『ベルグソン全集４ 創造的進化』白水社、一九六六年）
（12）バタイユの思想のアウトラインについては、次の著作を参照した。酒井健『バタイユ入門』ちくま新書、一九九六年。湯浅博雄『バタイユ――消尽』講談社、一九九七年。
（13）Derrida J., De l'économie restreinte à l'économie générale. Un hegelianisme sans réserve. In: *L'écriture et la différence*. Editions du Seuil, Paris, pp. 369–408, 1967.
（14）新福尚武編『躁うつ病』医学書院、一九七二年。
（15）大熊輝雄編『躁うつ病の臨床と理論』医学書院、一九九〇年。
（16）上島国利他編『気分障害』医学書院、二〇〇八年。
（17）Klein, Melanie, Mourning and its Relation to Manic-Depressive States. *International Journal of Psychoanalysis*, 21: 125–153, 1940.（森山研介訳「喪とその躁うつ状態との関係」小此木啓吾・西園昌久・岩崎徹也・牛島定信監修『メラニー・クライン著作集３ 愛、罪そして償い』誠信書房、一二三－一五五頁、一九八三年）
（18）Deleuze, G., *Différence et Répétition*. Presses universitaires de France, Paris, 1968.
（19）Klossowski, Le simulacre dans la communication de G. Bataille. *Critique* août-septembre, 1963.（豊崎光一訳「ジョル

ジュ・バタイユの交感におけるシミュラクルについて」清水徹・出口裕弘編『バタイユの世界』青土社、七七－九一頁、一九九五年）

(20) Lacan J., *Le Séminaire XVI : D'un autre à l'Autre*. Seuil, Paris, 2006.

(21) 内海健『双極Ⅱ型障害という病』勉誠出版、二〇一三年。

生と死のゲシュタルトクライス

木村　敏

1　ゾーエーとビオス

ニーチェの『悲劇の誕生』から刺激を受けて、ギリシア神話でアポローンと並ぶ特徴的な神格であるディオニューソスについて思惟をめぐらせた哲学者、神話学者は数多い。そのなかでもハンガリー生まれのカール・ケレーニー（一八九七―一九七三）は、その遺著『ディオニューソス――破壊しえない生の原像』(1)（一九七六）において、単純な死を識らぬ「無窮の生」ゾーエー zoē の神格化であるディオニューソス、クレタ島で性と酒と陶酔の神であったディオニューソスについて、われわれにとっても極めて重要な思索を展開している。

ケレーニーはこの本の「序章――ギリシア語における有限の生と無限の生」で、ギリシア語がラテン語の「生」vita と同じ語根を共有しながら音声形態は異なる二つの単語 bios と zoé をもち、注目すべきことにこの二つの語は「互いに混じり合うことなく」並行して維持され、それぞれに異なった「響き」Ton を聞かせることを述べている。ゾーエーの語からはあらゆる生きものの生が「ひびく」。ゾーエーの意味は、「生きているという以上の特性を帯びない生」das näher nicht charakterisierte Leben である。これに対して、ビオスの語には何か違った「ひびき」がある。或る特定の生の輪郭、その特徴的な表情、ある生存／実存 Existenz と他の生存／実存を区別する特徴が見えてくる。つまりビオスの語に「ひびく」のは、「性格を帯びた生」das charakterisierte Leben である（一六頁）。ゾーエーは「死」thanatos とはっきり対立し、そこで明瞭に聞こえてくるのは「死んでいないこと」Nichttod である。ここから「魂」psyché, Seele と「生」zoé, Leben を同一視する可能性が出てくる（一八頁）。プロティノスはゾーエーを「魂の時間」と呼んだ。この「時間」の中で、魂は自分が何度も再生する過程を通じて、或る一つのビオスから他のビオスへと移行する。

ゾーエーが「生きていないこと［＝死］でないもの」kein Nichtleben としか言えないのに対して、ビオスは個性的な特徴のある生である。ゾーエーは個々のビオスが真珠のように並べて通されている糸のようなもので（一九頁）、ビオスと違って「無限」unendlich としか言いようがない。それはすべてのビオスの基盤で zugrunde liegt、死すらをその特徴づけの一つとするビオスとはまったく異なる関係を、死に対してもっている。ゾーエーは自分が破壊されるという経験を許さない。それは終わりのない「無限の生」unendliches Leben として経験される（二〇頁）[2]。

ケレーニーのこの著書から、注目すべき箇所をあといくつか引いておこう。

《ゾーエーは［フロイトの言う］死の欲動 Todestrieb の前提であり、一方で死はそもそもゾーエーとの関係においてしか何ものかでない nur in Beziehung zur *zoé* etwas ist。死は生の産物 Produkt des Lebens であるが、思考過程でない「弁証法」、生それ自身の事態としての「弁証法」に従えば、死はそのつどのビオスにおけるゾーエーの産物である》（二二二頁）。

《ディオニューソス神話は、ゾーエーという現実 Wirklichkeit der zoé を、つまり魂 Seele によってリアリティとして感受されたその不滅性 Unzerstörbarkeit を、そしてゾーエーが死と独特な、弁証法的な結びつきをもつことを物語るものだった》（二四九頁）。

要するにゾーエーとは、ギリシア神話においてディオニューソスという神格に化身して、神話的に「具象化」されてはいるけれども、それ自体においては一切の具体的内実、個性的特徴を欠いた「すべてのビオスの基盤」としてのポテンシャリティ、つまり「潜勢態」virtuality にとどまっている。それは個々の個別的で特徴的な「生」をそのつど生み出すだけでなく、「生」の一様態としての個別的で特徴的な「死」をも産出する。ゾーエーがフロイトの言う「死の欲動」の「前提」であるというのはその意味だろう。

フロイトの『快原則の彼岸』[3]という、あまりにも問題の多い思想を理解するためには、ゾーエー的な「生」がビオス特有の「死」の前提になっているという、この認識を共有する必要があるのではないか。その一つの方途として、われわれは以下、やはり「生と死」の問題について深い思索を巡らせたヴィクトーア・フォン・ヴァイツゼカー（一八八六―一九五七）の思想に目を向けることにする。ヴァイツゼカーは――フロイトもそうだったが――ケレーニーのディオニューソス研究については何一つ識らなかったと思われる。それだけに彼とケレーニーの（期せずしての）邂逅は、われわれにとって重要な示唆を与えるものとなるだろう。

2　主体と主体性

客観的な科学としての医学（ないし生物学）への「主観／主体 Subjekt の導入」をモットーにして、独自の「医学的人間学」Medizinische Anthropologie を提唱したヴァイツゼカーは、その神経生理学的な主著『ゲシュタルトクライス』[4]（一九四〇）の冒頭に次のように書いている。

《生それ自身は死なない。死ぬのはただ個々の生物だけである das Leben selbst stirbt nicht; nur die einzelnen Lebewesen sterben。個体の死は、生を限定し区分し更新する begrenzt, besondert und erneut。死ぬということは、生まれ変わり Wandlung を可能にするという意味をもつ。死は生の反対ではなく、生殖 Zeugung と出生 Geburt に対抗するもの Gegenspieler である。「生まれる」と「死ぬ」は生の表裏両面といった関係にあって、論理的に排除しあう反対命題ではない。生とは、出生と死との両方のことである Leben ist: Geburt *und Tod*。これが実はわれわれのテーマである》（三一四頁）。

「生それ自身は死なない」というのは、彼のいう「生」が個体の生死の区別を超越しているからである。だから「死は生の反対ではなく」、「死」は「出生」が生を顕在化させるのを準備する「生の裏面」に他ならない。だから死は、その「表側」である「生まれ先」を替えさえすれば「生まれ変わり」を準備することになる。現在たまたま「私」というひとりの個人に実現している「生」は、本来あらゆる生命体にとって潜勢的 virtuell に準備されている「死即生」が、現在の「私」という個体に即して個別化され、限定された現勢態であるに過ぎない。

これをケレーニーの『ディオニューソス』と対比してみると、ヴァイツゼカーのいう「生それ自身」Leben selbst からは、ケレーニーのいう「ゾーエー」の「響き」が強く聞こえてくる。「生それ自身」は単純に「死なない」だけではない。それは「個々の生きもの」のビオスが終わったとき、つまり無限定のゾーエーをそのつど自らに限定し区分している個別的なビオスが死んだとき、そこで「生まれ先」、「出生先」を替えて「生まれ変わり」を可能にするような、ビオス的生の「裏面」ないしは「潜勢態」に他ならない。それは――非常に逆説的な見方だが――ゾーエー的な「生」がビオスとして限定される以前（禅だったら「父母未生已然」と言うだろう）の、ある意味での「死」と見ることができる。ビオス的な意味では「死」なのだが、そこから別のビオスが「出生」してくるという意味では、生の準備状態としてのゾーエー的な「生」と言ってもよい。だからヴァイツゼカーは、生とは「出生と死の両方」のことだというのである。

ヴァイツゼカーはその遺著『パトゾフィー』(5)で、「生きられていない生」ungelebtes Leben が「働きをもつ」Wirksamkeit と書き（三四一頁）、その一例として、受精すらされなかった、だから「生殖」という意味でも生まれてこなかった人たちのことを考えている。《この生殖／受精されなかった人たちは、神の、あるいは父のもとにある。システィーナ礼拝堂にはミケランジェロによるアダムの創造の絵があって、そこには創造主の衣のなかに、そういった生殖されなかった人々が子どもの姿でかくまわれている》（三八〇頁）。

ケレーニーのいうビオスとは、生物の個体が自らの生を生きる「個性的」な「生」のことだった。ビオスを生きるためには、個体は「主体的」に生きなくてはならない。ヴァイツゼカーは『ゲシュタルトクライス』の最終章「ゲシュタルトクライス」の中で、自らが医学／生物学に導入しようとする「主体」Subjekt についてこう書いている。《物理学では認識は対象から触発され、対象に従う。これに反して生物学者は自らの対象の中に入り込み、自らの生によって対象を経験する。……生物学者の対象は、自らの中に主体が住み込んでいる客体なのである》（二七一頁）。

ヴァイツゼカーのいう「主体」や「主体性」は、人間だけでなく単細胞生物まで含めたあらゆる有機体が自律的な行為者として環境世界と向き合って生きている生命的原理の意味で語られている。《ここで心的ということと主体的ということの同一視を捨てなければならない。意識のない有機体も、……やはり主体として環境世界と関わりを持つ。……主体が危機において消滅の危険に瀕したときにこそ、われわれははじめて真に主体に気づく。……主体とは確実な所有物ではなく、それを所有するためにはそれを絶えず獲得しつづけなくてはならない》（二七七頁）。

《物理学はその研究において、認識する自我が研究と無関係な世界に対置されているものと前提している。生物学が経験するのは、生きものがその中に身を置いている「生きているという」規定の根拠それ自体は対象となりえないということである。これを生物学における「根拠関係」Grundverhältnis と呼ぼう。……根拠関係こそ実は主体性 Subjektivität のことであって、これは一定の具体的かつ直観的な仕方で経験される。われわれの探求はこの根拠関係のうちで行わなくてはならないのだが、この根拠関係を顕在的 explizit に認識するのは不可能である。なぜならそれは最終的な［内在的］審級 Instanz なのだから。それはひとつの力 Macht であって、［それへの］従属あるいは［それからの］自由のかたちで［のみ］経験される》（二九八頁）。

ここでヴァイツゼカーが言いたいのは、生物の主体を主体たらしめている「主体性」とは、あからさまには認識できない最終的な審級として、生物が「生きている」という現実を「根拠づける」潜勢的な力あるいはポテンシャルだということである。言い換えればそれは決して死ぬことのない「生それ自身」のことであり、それが生殖と出生によって限定され個別化することによって、個々の生物主体の生（ビオス）が――それとともに個々の生物主体の死（タナトス）が――可能になるような、潜勢的な、「生即死」「死即生」のゾーエーのことなのである。

３　「危機」と「転機」

西欧語には、crisis、Krise、crise という言葉がある。これはギリシア語の krisis（分離、決定）に由来し、最も多く用いられている訳語は「危機」である。しかしこれは「危険」とは違う。それは「のるかそるか」の分岐点、局面の決定的な転回の生じる臨界点を意味していて、だからそれは「転機」でもある。なお、この語は純粋な医学用語としては「発作」の意味や、持続する高熱が急激に解熱する「分利」の意味で用いられることもある。

ヴァイツゼカーにとって、この「転機」の概念は決定的な重要性をもっていた。《古典的自然科学の問いが「認識が客観を認識する」Erkenntnis erkennt Objektives という形をもつのに対して、新しい問いの形は「自我がその環界に出会う」Ein Ich begegnet seiner Umwelt である。ここで「自我」と心的現象[6]との一切の混同を防止するため、われわれは現象との結びつきを残している自我の概念から、それと環界との対峙の根底にある原理を取り出して、これを「主体」Subjekt と呼ぶ》（二七五／六頁）。生物とその環界は、それが二つでありながら一つであるという「まとまり」を形成しているが、これを彼は「相即」Kohärenz と呼ぶ（二六六頁）。環界はつねに変化するから、相即は絶えず破られて再構成されなくてはならない。例えば一匹のチョウを目で追う場合、その像を網膜に結んで視覚的な相即を保つためには、視線だけでなく全身の運動が必要となるが、それでもチョウはつねに見失われ、相即の主体は絶えず消滅の危機 Krise に直面して、新たに構成し直さねばならない。そしてこの「危機」は、「非連続の有限が超越を通って有限の連続に至る通路」ein Durchgang des unstetigen Endlichen durch die Transzendenz zur Stetigkeit eines Endlichen（二七四頁）なのである。だから「危機」としての Krise は、「主体がそこで自らの有限なゲシュタルトの止揚を課題として経験する」（同）ところの「転機」となる。

《われわれが転機／危機 Krise と名付ける［病的］現象では、嵐のような事象の突発に伴って、一定の秩序の流れがさまざまな唐突さで中断される。それは主体の危機である》（二七三頁）。《クリーゼにおいて主体が消滅の危機に瀕したときに、われわれははじめて主体の存在に気づく。主体とは確実な所有でなく、それを所有するためにはそれを絶えず獲得し続けねばならない》（二七七頁）。クリーゼに直面した人は《自らの変転 Wandlung（＝転生）そのものを知覚し》、これが「生まれ変わり」Wiedergeburt のテーマにつながる（二七四頁）。

ヴァイツゼカーの影響下にあった内科医のH・プリュッゲは、「発作とクリーゼ」と題する論文[7]で、慢性疾患の経過中に「発作」と呼ばれるような症状（例えば癲癇発作、偏頭痛、眩暈など）が出現するとき、そこにはつねに人間学的な意味が隠されているという。発作は生体の機能秩序をいったん完全に破壊するが、この秩序は発作が終わると短時間で回復する。この回復機制は解剖学的にも生理学的にも説明できない。発作の持続時間は周囲の時間からは切り取られたようで、正確に述べることができない。発作後には稀ならず高揚した気分状態が見られる。この高揚状態で、患者は「転生」あるいは「解脱」の体験を持つ。クリーゼ的な発作は、稲妻のように別世界から天下ってくる aus einer anderen Sphäre herniederfährt。クリーゼは「ご破算」であり、生理学的にも心理学的にも「新規まき直し」である。

これがプリュッゲによるクリーゼ論の概要だが、ここで目を引くのは、クリーゼ的な発作の終了後に患者がしばしば「高揚した気分状態」になると言われていることである。親しい人が死亡したあと、逆説的に気分の高揚が見られて、それが昂じると「葬式躁病」と呼ばれる躁状態になりうることはよく知られているが、発作後の気分高揚もそれと何か関係があるのかもしれない。いずれにせよ、クリーゼがある意味で「祝祭」的な意味を帯び、そういった患者が私（木村）の言う「イントラ・フェストゥム」の存在体制に傾いていることは十分に考えられる。(8)

そう思って見ると、ケレーニーが論じたディオニューソスも、イントラ・フェストゥム性の極めて強い神だった。すでにニーチェが『悲劇の誕生』(9)で、《ベートーヴェンの「歓喜」の讃歌を一幅の画と化せしめよ。そして幾百万の人間が怖れおののいて大地にひれふすとき、ひるむことなく空想の翼を羽ばたかせよ。しからばディオニューソス的なるものに近づきうるのである》と書いている。ケレーニーによれば、ディオニューソスをその化身とする「不滅の生」ゾーエーは、それが「個別の生」ビオスを生み出すのと同じ「弁証法」で自らの「死」も生み出す。ゾーエーはここでは、何回でも繰り返される（現実には二年周期の）「死と再生」の弁証法として、生死の区別以前（「父母未生已然」）の「主体性」（ヴァイツゼカー）の謂である。そして、乾燥した論理的過程とはまったく無関係のこの「生の弁証法」こそ、ヴァイツゼカーが「形態円環」Gestaltkreis と呼んだものだった。

4　西田幾多郎の「死即生」

西田幾多郎（一八七〇―一九四五）の思索とヴァイツゼカー（一八八六―一九五七）のそれとが――互いに相手の存在をおそらく全く識らなかったにもかかわらず――きわめてよく対応することは、これまでも折に触れて述べてきたが、ここでもやはりその対応を見ておかなくてはならぬ。

西田は一九一一年、四十一歳で『善の研究』を出版するのだが、それ以前の三十歳代の日記に「学問は畢竟life の為なり、life が第一等の事なり、life なき学問は無用なり、急いで書物よむべからず」とか、「余はpsychologist、sociologist にあらず life の研究者とならん」と書いている（野家[10]）。

それにしては、西田の著作に生命を主題にしたものは意外に少ない。一九三七年に出た『哲学論文集第二』に有名な「論理と生命」が収められているほかは、一九四四年、彼の死の前年に執筆されて、未完のまま没後『哲学論文集第七』に収録された論文「生命」を数えるのみである。これは或いは西田にとって、生命は表立って表題として論じられるようなものではなく、すべての哲学上の問題を――とりわけ「自己」の「経験」を――「それが於いてある場所」として成り立たせている潜勢的な「力＝場所」であったということを物語っているのかもしれない。

だからこそ西田は、自身の「純粋経験」の概念形成に際してあれほど大きな影響を与えたベルクソンの生命観に対して、次のような明確な拒絶を表明しているのである。

《私は是に於いて真の生命の過程というものを明にして置かねばならぬ。真の生命というべきものは、ベルグソンの創造的進化という如き単に連続的なる内的発展ではなくして、非連続の連続でなければならぬ。生命の飛躍は断続的でなければならぬ。ベルグソンの生命には真の死というものはない。故に彼の哲学に於て空間的限定の根拠が明でない。真の生命というのは、唯私のいわゆる死即生なる絶対面の自己限定としてのみ考え得るものでなければならぬ[11]》。

この「非連続の連続」、「死即生」、「絶対面の自己限定」が、後に彼自身が「絶対矛盾的自己同一」として概念化する立場に直結していることは、野家がこの論文で見通しているとおりである（野家、一八頁）。

西田は一九三一年頃、生理学者J・S・ホールデーン（J. S. Haldane, 1860–1936）の著書『生物学の哲学的基礎』（一九三二）に触れ、前述二篇の生命論文でこれを積極的に取り入れている。ホールデーンによると《生命とは空間的境界をもたない独自の全体として自らを表現する自然》（原文は英語、野家の「仮訳」）なのだが、野家はこれを《歴史的実在の世界を「表現的世界」として捉え直す後期西田哲学の立場とそのまま順接している》（野家、二五頁）という。

生命とはこうして「構造と環境との関係」を指示する言葉であって、《その関係を機能（関数関係）と言い換えるならば、機能が物質的基盤を獲得して具体化されたものが個々の生物種に特有の「形態」にほかならない》（野家、二五／二六頁）。そして西田によると《機能というものなくして、形というものは考えられないが、また形というものなくして、機能というものも考えられない[12]》。

ここに至ってわれわれは、「生命」をめぐっての西田とヴァイツゼカーの意外な「邂逅」に立ち会うことになる。ヴァイツゼカーの最大の標語「ゲシュタルトクライス」Gestaltkreis を巡ってである。「ゲシュタルトクライス」（直訳すれば「形態円環」）とは、人間だけでなくあらゆる生物が、「生きる」という目的のために外的・内的な環境とのあいだで身体的あるいは心理的な行動（運動や知覚）の「形」Gestalt を刻々と変化させ、形が形を生みながら全体が円環（クライス）状にまとまって生命が維持されるという事態を名付けたものである（注(4)参照）[13]。行動の形を変化させるためには、生物は機能を変化させなくてはならないが、この「機能」Funktion は生物の構造と環境との関係を表示するものであって、ヴァイツゼカーの甥で理論物理学者のC・F・フォン・ヴァイツゼカーは、これをつねに数学的な意味での「関数」Funktion として読まねばならないと言う（個人的教示）。

それにしても西田は何故「論理と生命」（注(12)）を書いたのだろうか。この論文が書かれた一九三〇年代は、西田自身の後継者であったはずの田邊元が、独自の「弁証法」理解に基づいて「種の論理」を展開し、アリストテレス以来の三カテゴリー「類・種・個」の中間に位置する「種」は、現実世界においては「国家・民族・個人」の中間項「民族」に相当し、西田の場所の論理には類と個を媒介する「種」、国家と個人を媒介する民族という中間項が欠落しているために論理の体をなさないという激しい批判を向けていた[14]。

これに対して西田は、「種」の概念をわれわれにとって身近な生物学に戻す。《個物は生まれるものでなければならない。生まれるというには、種というものがなければならない》（注(12)、文庫版一八七頁）。《我々は親から生まれる。親はまたその親から生まれる。我々は偶然に無から出たのではない。そこに生物の種というものがある。種とは形を有ったものである。生物はそれぞれ規準的な形を有ったものである》（同、二二二－三頁）。

この考えはすぐ後の「行為的直観」の論文[15]に引き継がれ、《種は種自身を形成し行く》（三〇四頁）のであって《作られたものは作るものを作るべく作られたのである》（三〇八頁）という有名な命題が、種的生命の定式として語られるようになる。

5　補論──「剥き出しの生」という名のゾーエー

現代イタリアの著名な哲学者評論家のジョルジョ・アガンベン（一九四二―）は、『ホモ・サケル──主権権力と剥き出しの生』（一九九五）[16]に始まる「ホモ・サケル」シリーズ──その第三巻がわが国でも問題になった『アウシュヴィッツの残りのもの──アルシーヴと証人』（一九九八）[17]である──で、ゾーエーとビオスについての独自の見解を展開している。最近このシリーズの第四巻『いと高き貧しさ──修道院規則と生の形式』（二〇一一）[18]が訳出された。

従来からアガンベンを精力的に紹介している上村忠男氏がこれらの翻訳（特に『アウシュヴィッツの残りのもの』）に付けた「解説」によると、「ホモ・サケル」homo sacer（聖なる人間）とはローマ古法にある存在で、法秩序から除外され、誰でも殺人罪に問われることなく彼を殺害することができるが、神に犠牲として供することはできない人間を言う。このような人間の生のありようを、アガンベンはヴァルター・ベンヤミンが「暴力批判論」[19]で用いた用語「たんなる生命」das bloße Leben（六三頁）を借りて la nuda vita と呼ぶ。bloß にも nuda にも「裸」の意味があるからこれが「剥き出しの生」と訳されたわけだが、これが「あれこれの個体や集団に特有の〝生の形式〟」を指すビオスと区別されて、「すべての生物的存在に共通の〝生きている〟という一般的事実」（『アウシュヴィッツ』二三五頁）としてのゾーエーを指すということになると、そこに微妙だが決定的なニュアンスが生じてくる。そしてこれがミシェル・フーコーの「生きているということそのものが政治的問題となるような……生政治」bio-politique（同、二三六頁）と等置されると、ゾーエーとビオスの対置も危うくなる。

さて、『アウシュヴィッツの残りのもの』で「剥き出しの生」としてのゾーエーがまざまざと見てとれるのは、収容所でユダヤ人たちが自分たちの仲間でありながら「回教徒」Muselmann（Muslim すなわち「イスラム教徒」）と呼んでいた一群の人たちだった。彼らは「状況のあまりの過酷さのために」「人間的なものと非人間的なもののあいだの区別がつかなくなってしまうような閾に落ち込んでしまい」、「ある場合には非生者として、その生が本当の生ではなくなった者としてあらわれ、またある場合には、その死を死とは呼ぶことができなくなって、死体の製造としか呼ぶことができなくなった者としてあらわれる」（同、二四一－二四二頁）。

このように「底に触れ」た「回教徒」たちこそ、アウシュヴィッツが何であったのかを「証言」しうる「証人」なのだが、彼らは「脱主体化」した「非・人間」となり果てている（二四八頁）。しかし「人間的なものを完全に破壊するのは不可能」で、「つねにまだなにかが残って」いて、「証人とはその残りのもの」のことなのである（二五二頁）。もともと聖書に由来するこの「残りのもの」という概念が含意している「自分自身と一致することの不可能性」（二五三頁）とは何であろうか。

アガンベンは、『アウシュヴィッツの残りのもの』の邦訳が出版された直後に、はじめて京都を訪れた。そして京都で特に会いたい人として、木村敏の名を挙げた。実は彼はこの本の中に、私の仏訳論文集から祝祭論の部分を長文にわたって引用し（同、一七〇－一七四頁）、「なぜ癲癇は意識を失うのか」という「決定的に重要な問い」に対して、「意識が現前に耐えられず、自分の祭に参入できないから」と私が答えていることを紹介している。その要望に応えて彼と面会した私は、ビオスとゾーエーについての私自身のケレーニー的な理解を語ったが、当然ながら彼の意見を変えることはできなかった。しかし、「全体にとっても部分にとっても、自分自身と一致することの不可能性」、また相互のあいだでも一致することの不可能性（同、二五三頁）である「残りのもの」が何であるかを見極めるためには、ゾーエーを「剥き出しの生」としてでなく「生そのもの」として捉え、これをそ[20]

こから生み出される個々の「単なる身体的生」（ビオス）と対比する必要が、どうしてもあるのではなかろうか。

注

（1） K. Kerényi (1976): *Dionysos. Urbild des unzerstörbaren Lebens.* Klett-Cotta, Stuttgart 1994. 岡田素之訳『ディオニューソス――破壊されざる生の根源像』白水社、一九九三年。引用箇所のページ数は邦訳の該当箇所を本文中に記載するが、訳文は必ずしもこれに従わない。

（2） このゾーエー理解は、最近これを「剥き出しの生」une vie nue と解している Giorgio Agamben のそれと根本的に対立する。これについては論末の「補論」を参照してほしい。

（3） S. Freud (1920): *Jenseits des Lustprinzips.* G. W. XIII. Fischer, Frankfurt a. M. 1999. 須藤訓任訳「快原理の彼岸」『フロイト全集』一七巻、岩波書店、二〇〇六年。

（4） V. v. Weisäcker (1940): *Der Gestaltkreis. Theorie der Einheit von Wahrnehmen und Bewegen.* Ges. Schr. IV, Suhrkamp, Frankfurt a. M. 1997, S. 299. 木村敏・濱中淑彦訳『ゲシュタルトクライス』みすず書房、一九七五年、三／四頁。以下、引用箇所は邦訳のページ数を本文中に記入するが、訳文は一部変更した。

（5） V. v. Weisäcker (1956): *Pathosophie.* Ges. Schr. X, Suhrkamp, Frankfurt a. M. 2005. 木村敏訳『パトゾフィー』みすず書房、二〇一〇年。引用箇所は邦訳のページ数を本文中に記入する。

（6） 邦訳の底本にした一九五〇年刊の第四版には physische Erscheinung（物理的現象）と書かれていて、意味が通じない。一九九七年に刊行された全集版もこれを踏襲している。しかし一九四〇年刊の初版本には正しく psychische Erscheinung（心的現象）と記されている。出版社の Georg Thieme 社が敗戦後ライプツィヒからシュトゥットガルトへ移転した際に生じた重大な誤植と思われる。

（7） H. Plügge (1946/49): Über Anfälle und Krisen. *Psyche* 2, S. 401–415.

(8) 最近では、木村敏『臨床哲学講義』創元社、二〇一二年、一三五頁以下。

(9) ニーチェ(一八七二)『悲劇の誕生』塩屋竹男訳、ちくま学芸文庫、一九九三年、三六頁。訳文は改変した。

(10) 野家啓一「歴史的生命の論理──西田幾多郎の生命観」中村雄二郎・木村敏監修『講座生命Ⅰ』哲学書房、一九九六年、一〇頁。この項目の記述は、野家のこの論文に多くを負っている。

(11) 西田幾多郎「私と汝」(一九三二)『西田幾多郎全集』第六巻、三五六頁、上田閑照編『西田幾多郎哲学論集Ⅰ』岩波文庫一九八七年、二八一頁。

(12) 西田幾多郎「論理と生命」(一九三六)『西田幾多郎全集』第八巻、三一七頁、上田閑照編『西田幾多郎哲学論集Ⅱ』岩波文庫、一九八八年、二二二頁。

(13) 木村敏「ゲシュタルトクライス」宮本省三・沖田一彦選『運動制御と運動学習』協同医書出版、一九九七年(『木村敏著作集』八、弘文堂、二〇〇一年に収録)をも参照。

(14) このあたりは大橋良介『西田幾多郎』ミネルヴァ書房、二〇一三年(特に一八〇―一八一頁)に負うところが多い。大橋のこの評伝は、西田とその弟子たち(いわゆる「京都学派」)との関係について啓発的である。また木村敏「西田哲学と医学的人間学」(一九九五)、『分裂病の詩と真実』河合文化教育研究所、一九九八年、一七九頁以下をも参照。

(15) 西田幾多郎「行為的直観」(一九三七)『西田幾多郎全集』第八巻、上田閑照編『西田幾多郎哲学論集Ⅱ』岩波文庫、一九八八年。

(16) G・アガンベン『ホモ・サケル──主権権力と剥き出しの生』高桑和巳訳、上村忠男解題、以文社、二〇〇三年。

(17) G・アガンベン『アウシュヴィッツの残りのもの──アルシーヴと証人』上村忠男・廣石正和訳、月曜社、二〇〇一年。

(18) G・アガンベン『いと高き貧しさ──修道院規則と生の形式』上村忠男・太田綾子訳、みすず書房、二〇一四年。

(19) W・ベンヤミン『暴力批判論他十篇』岩波文庫、一九九四年。

(20) B. Kimura: *Ecrits de psychopathologie phénoménologique*. Trad. J. Bouderique. PUF, Paris 1992.

バイオエピステモロジーとは何か

――〝ニュートン主義の罠〟と分子生物学的生命観の脱構築

米本　昌平

序　バイオエピステモロジーとは何か？

新奇な言葉を使うのは良くないことは重々承知している。だが私は、〝バイオエピステモロジー〟という言葉を使い始めている。理由ははっきりしている。これまでの科学哲学は、ほんらいの機能からみて、生物学／生命科学（ここでは、二十世紀前半までの生物研究を生物学、それ以降を生命科学とする）の扱いに失敗している、と見ているからである。

では、バイオエピステモロジーとは何か。端的に言えば、生物学者／生命科学者が、生命をどういうものと見立てて自らの研究を、とくに実験研究を行っているか、について研究する立場である。これは言葉の上では、生命に関する科学的認識論に当たるが、バイオエピステモロジーは意識的に、眼前の生命科学の振る舞いそのものをも分析の対象とする。科学哲学が行うべき作業は、科学の成果に関する〝系統的懐疑〟であるはずである。だが、現行の科学哲学はこれを怠っている。

別角度から見れば、これまで科学哲学は、眼前の生命科学を客観視するのに必要な距離感を設ける努力をしてきていない。つまり、眼前の生命科学について意味ある分析が可能になる俯瞰的位置に脱け出ることが、バイオエピステモロジーという知的作業を開始しうる前提条件である。むろん、俯瞰できる地点に達するのは容易なことではない。そのために私が考え出した一つの手法は、半世紀〜一世紀程度の大きな時間差の二つの時代をとって、この間での生物学／生命科学の諸文献を同時に読み合わせ、そうすることで、両者が拠って立つ生命観もしくは〝自然哲学 Naturphilosophie〟を、相互に浮かび上がらせることである。

論を急ぎ、ここでは、そのような〝思想史的高地〟に到達できたものとする。

そこで改めて、眼前の生命科学を見遥かしてみると、眼下に広がるのは〝生化学の圧勝〟という、身も蓋もない光景である。二十世紀半ばに華々しく登場した分子生物学（molecular biology）は、今ではその哲学的魅力をすっかり磨滅させ、生命科学者たちは、ひどく複雑な個々の生体分子をともかく捕まえ、その構造や機能を分析する専門性へ自らを埋没させてしまっている。当然、まとまった生命観についての問題関心は、どこにも無い。

あの時代の輝ける分子生物学的生命観を代表する書を一つ挙げるとすれば、J・D・ワトソン（一九二八–）著『遺伝子の分子生物学 *Molecular Biology of the Gene*』（一九六五）をおいて他に無い。この本の章の構成は、「生物界のメンデル観」、「細胞は化学法則に従う」、「化学者がみた細菌細胞」、「弱い化学作用の重要性」……と、それまでの遺伝学の書とはまったく異質のものとなっている。そこには、「生命＝分子機械論」が剥き身の形で展開されており、若い研究者を魅了した。

1　生命科学の自然哲学――薄い機械論

今日、科学的な立場は機械論であることは当然視され、逆に、この言葉自体の存在感は希薄になっている。生命論に関してはこれまで、「歴史的に〝機械論 vs 生気論〟という対立があり、科学が発達するにつれて機械論が勝利を収め、生気論は撃退された」とする教科書的史観が一般的であった。だが、この図式的な史観は、二十世紀初めにハンス・ドリーシュ（一八六七－一九四一）が新生気論を提唱し、これに対して正統派が批判を展開したことによる副産物であることが濃厚であり、一種の都市伝説と見なして良い。

生命に対する解釈として、機械論 vs 生気論（Mechanismus vs Vitalismus）という対立図式は、十九世紀中葉のドイツで定着した。十九世紀ドイツの尖鋭的な生物学者たちは、ニュートン力学の成功を科学のモデルとみなし、この方法を地上の生命にも適用することを構想した。これが機械論 Mechanismus である。日本語にするのなら「力学主義」の方がよい。だが当然、生命を天体のように扱うのは無理と考える立場があり、機械論を批判し否定する立場が生気論 Vitalismus であった。その内容は、反力学主義であり、日本語とすれば、「生命主義」が良い。

生命観について、この二項対立の図式が広まった一因に、ドイツ生物学界の大物、エルンスト・ヘッケル（一八三四－一九一九）が、この生命観の図式を力説したことがある。彼は、主著『一般形態学 *Generelle*

Morphologie der Organismmen』(一八六六)などにおいて、機械論こそが科学者がとるべき立場であり、生気論は宗教的・形而上学的で非科学である、と強調した。ヘッケルは、カントの自然哲学の継承者であり、彼にとって、力学的＝因果論的＝生理学的は、ほぼ同義であった。ともかく時間的な前後関係を連続的に記述することが即ち、因果論的説明であるという態度である。この考え方を生命現象に関して濃縮したものが「生命発生原則 biogenetische Grundgesetz」、もしくは「ヘッケルの法則」と呼ばれる原則であった。それは、系統発生・系統分類・個体発生における現象法則の同型性を主張する。これに従うと、眼前の個体発生は、人間の手の届かない系統発生的な時間の下にあることになり、発生過程の操作や介入は、単なる撹乱を持ち込むだけのこととなる。

このような因果論理解から、発生現象における因果関係だけを濾し取り、それを解明する手段として実験を導入するという実験哲学を構築したのが、W・ルー(一八五〇－一九二四)であった。それが「発生力学 Entwicklungsmechanik」であり、このドイツ語表現には「発生現象における力学的＝因果論的探求」という考え方が込められている。こうして、生命現象に実験的な操作を加えることには科学的意味があるとする、実験導入の哲学的正当化論が獲得された。二十世紀に入ると、この考え方が生物学の全領域に浸透していく。

ところが、発生力学の枠組みに共鳴したドリーシュが、ウニの初期胚をバラバラにしてみたところ、それぞれの細胞が、小さいながらみな完全な幼生へ発生した。ドリーシュは、この現象は機械論では説明できないと直感し、新生気論(Neovitalismus)を宣言した。

ドリーシュは、生命現象が無機的自然とは異質である特性を、秩序が増大することに絞り込んだ。彼はさらに進んで、空間の外から生命現象に秩序を供給する自然因子、「エンテレヒー Entelechie」を仮定するのが妥当、と主張した。ドリーシュはここにたどり着くまでに、完成の域に達した古典力学の文献を詳細に読み込んだ。その結果、古典力学と生命現象との矛盾は、熱力学第二法則の解釈問題に集約されることを突きとめた。彼は、熱力学第二法則には、狭義の力学法則とは別に、自然は無秩序に向かうとする主張を含んでいるとして、熱力学第二法則の二重の性格を指摘した。ドリーシュが、この点を本格的に論じたのは、これまではまったく注目されてこなかった『自然概念と自然判断 *Naturbegriffe und Natururteile*』(一九〇四)という本においてである。彼の新生気論の代表作、『有機体の哲学 *Philosophie des Organischen*』(一九〇九)は、この考え方を生命に関して全面的に展開したものである。

ここで重要なことは、二つある。第一に、機械論に立つとしても、古典力学と生命現象とは本質的に異質であり、その矛盾点は熱力学第二法則の解釈問題に集約され、この点を初めて明確に指摘したのはドリーシュであったこと。第二に、当初、この熱力学第二法則は簡単に破られてしまう弱い法則であると考えられていたこと、である。実際、熱力学の構築者の一人である、J・マクスウェル(一八三一―一八七九)が『熱の理論 *Theory of Heat*』(一八七一)を著した際、その末尾で、熱力学第二法則が簡単に破られてしまうことを例示するために、最後に付記したのが〝マクスウェルの悪魔〟の挿話であった。

ところが二十世紀に入ると、A・エディントン(一八八二―一九四四)らが、物理学的世界像を語るなかで、熱力学第二法則を至高のものに格上げし、宇宙の行く末は〝熱的死〟が定められていると主張した。他方で、生物学的自然観においては、ドリーシュの新生気論が主題となり、「生命現象では第二法則が破られているか」という問い立てが、「機械論vs生気論」の別表現の一つとなった。そして、生命現象を含む自然の全局面で熱力学第二法則は有効である、と答えるのが科学的という態度が一般化した。今日でもこれが生命科学の自然哲学の基本を形成している。たとえば、代表的な生命科学の教科書、Alberts他『細胞の分子生物学 *Molecular Biology of the Cell. Fifth Edition*』（六七頁、二〇〇六）では、熱力学第二法則の不破原則に、少なくない行数が割かれている。「生命現象において第二法則が破られているか」という問い立てが、いまなお生命科学に強い影響を及ぼしている事実は、これがイデオロギー的性格のものであることを示唆している。この立場を「薄い機械論」と名づけておく。

2　生物学的相補性と法医学的証拠固め

生命科学における「生化学の圧勝」という今日の事態は、生命現象を物理・化学で説明することを目指す機械論の勝利ではある。だが他面で、これは、かつて輝ける存在であった分子生物学が、その存在理由を喪失させ、生化学／化学の側に併呑されてしまったことでもある。実際、標準的な教科書である Voet & Voet 著『生化学 *Biochemistry*』を開いてみると、生体分子研究の名の下に、ほとんどの生理現象が研究対象とされ、説明されている。このことは、現在の生命科学は、化学的な手法と方法論の上にその全基盤が築きあげた巨大体制であることと、そしてこのこと自体、長い間、問題視されては来なかったことを暗示している。

生化学による分子生物学の併呑は、どこかの時点で、分子生物学が擁していた自然哲学的含意を、誤って黙殺する方向に進んだことを示唆している。たとえば、分子生物学が明らかにしたのは、隣りあう分子が意味を持つという事実だが、これは古典力学が絶対に想定しない事態である。古典力学では、隣りあう分子は互いにランダムで完全に無意味な存在である。だが、分子次元の研究成果が爆発的に蓄積されていくと、これらの自然哲学の裂け目への関心は、逆に急速に減衰していった。生命科学研究全体が、生体分子にごく近接した焦点深度に合わせる態度へ収斂してしまった。

ただし、少し時間をさかのぼると、生命現象に対する物理・化学的な接近には原理的に限界があるはずと予想したのが、量子論の父、N・ボーア（一八八五−一九六二）である。彼は、一九三二年の講演「光と生命」において、物理・化学的研究を行うにはどこかの段階で必ず生物を殺さざるを得ず、これは生命研究における根本的な矛盾であるとし、量子力学における相補性原理に倣って、これを「生物学的相補性 biologische Komplementarität」と考えた。ボーアにとって、これは悲観すべき事態ではなかった。生命への機械論的接近は、早晩パラドックスに出会うはずであり、そこから新しい自然科学的地平が開けることを期待した。

これに対して、当時は気鋭の生化学者であったJ・ニーダム（一九〇〇−一九九五）は、『秩序と生命 *Order and Life*』（一九三六）の中で、これを「死体学的限界 thanatological limitation」と名づけて批判し、技術は常に進歩するのであり、このような観測の限界は打破し続けられると、量子力学の大御所を切って捨てた。

今日の生命科学は、ニーダムの楽観主義の延長線上に不動の研究体制を構築したようにも見える。この間、とくに進歩したのは分析技術であった。生物（＝細胞）を壊して、目的の分子を抽出することがほぼ唯一の研究方法である現状では、抽出技術が向上すればそのぶん、新しい分子がみつかり、その分子の構造と機能を解明する作業がえんえんと続くことになる。生命科学において、生化学のノーマルサイエンス化が徹底したのである。

生命科学者の間ではしばしば、「先生、材料は何を使っておられます？」、「ショウジョウバエです」、「センチュウを……」、「私はマウスです」が初対面の挨拶となる。これら実験生物はすべて殺され、目的の分子が抽出されてくる。生命科学の現状は、生命に関する「法医学的証拠」の山を積みあげている、と言ってよい。

3 「ニュートン主義の罠」、その一――「生命力」の創出

確認しておくが、現在の生命科学研究の基盤を成す、浸透性が強力な「薄い機械論」は、十九世紀ドイツ機械論（Mechanismus）の直系の思想である。その出発点は、天体の運行の説明で大成功を収めたニュートン力学の手法を、地上の生命にも当てはめようと構想したことにある。この思想的立場を「ニュートン主義」と呼ぶことにする。

とは言え、天体の運行と地上の生命とは明らかに異質の対象である。そうである以上、この構想は当初から、小さくはない欠陥を抱えていることを覚悟しておかなくてはならない。そこで、想定される諸欠陥を「ニュートン主義の罠」と名づけておく。

さて、ニュートン力学は、「物質＆力」という対《つい》概念を基本とする。十九世紀に入ると「物質＆エネルギー」の二概念の上にすべての自然を組み立てようとするようになる。そしてこの自然哲学的な枠組みこそが、「ニュートン主義の罠」の水源ともなっている。

たとえば、「生命力の創出」とも言うべき、認識論上の袋小路もここに由来する。

機械論は、生命現象をさまざまな分子の複雑な組み合わせと見なす。むろんここでは、分子＝物質であり、その分子に作用するのは、既知の物理学的諸力である。ここまでは良い。しかし、生命現象が特殊であるという事実の表明に出会うと、「物質＆力」もしくは「物質＆エネルギー」という概念枠から逃れられず、ほぼ自動的に、この種の見解は、生命現象に特有の力やエネルギー、生命力（Lebenskraft）を主張する立場に違いないと考えてしまう。

先に触れた、ドリーシュのエンテレヒー概念は、まさにこの思考の型に沿うものであり、その限りでは、正統派がドリーシュを批判するのは正しい。だがここで重要なことは、正統派のドリーシュ批判も、またドリーシュがエンテレヒー概念を提案した事情も、ともに「物質&力」もしくは「物質&エネルギー」というニュートン力学の思考の枠内にあることである。ニュートン主義に立つことは同時に、生命現象における特有の力を想定することを誘発してしまうのである。

この問題は、ニュートン主義の生命現象への適用が試みられ始めた(この時代、これに相当する学問が生理学Physiologieであった)十九世紀前半に、すでに取り上げられている。詳細は、拙書『バイオエピステモロジー』(二〇一五)で紹介した、哲学者ハーマン・ロッツェ(一八一七―一八八一)の論文「生命、生命力 Leben, Lebenskraft」を、見てほしい(拙書、四二―四七頁)。

4　「ニュートン主義の罠」、その二
――分子構造の複雑性、その組み合わせの複雑性の過小評価。理想気体モデルの上の熱力学理論

ニュートン主義は天体をモデルとしているから、剛球が虚空の中を飛び回るイメージがその基本にある。加えて、十九世紀においては、原子や分子はまだ仮説的存在であったから、原子や分子は見えない微粒子という想定で理論的な考察の対象とされた。古典力学の〝華〟と言ってよい熱力学は、剛体の球形微粒子、つまり理想気体をモデルに構築された理論体系である。

分子を球形微粒子で近似させるのは、熱力学の基本姿勢であり、それはおのずと隣接する研究領域に強い影響

を及ぼした。生物学においても、複数種の分子を想定したとしても、その分子構造や組み合わせは、いまから見ればひどく単純なイメージのもので、生体分子の複雑性は常に過小評価され続けた。

たとえば、ジョン・ケンドリュー（一九一七－一九九七）は、何十年にもわたってX線解析技術の精度を向上させることに人生をささげ、この観測技術をたんぱく質の立体構造の解明に結びつけた。彼が、初めてたんぱく質の立体構造を明らかにしたのは、大量かつ均質な試料が得られるという理由から、クジラの精子のミオグロビンであった。一九五八年の記念すべきその論文の末尾で、ケンドリューは、このたんぱく質の立体構造についてこう述べている。

「この分子のもっとも注目すべき形態は、その複雑性、そして対称性がないことであろう。その配列は、われわれが直感的に予測できるような規則性をまったく欠いており、さらに、どんなたんぱく質構造理論が予測したものより、はるかに複雑であった。」（J. C. Kendrew 他：*Nature*, Vol. 181, p. 6625, 1958）

粗っぽく言うと、一九五〇年代中期を境にして、それまで生化学が扱っていた代謝に関わる生体分子をはるかに超えて複雑な分子の群れがあることが、明らかになった。事実この頃、サイエンティフィック・アメリカン編（G. Wald 他）『*The Physics and Chemistry of Life*』（邦訳は『生命の秘密』一九五五）が出版され、生体分子の構造的な複雑さを秩序立てて説明しようとした。だがその後も、分析技術が上がる度に、想定していた水準より、生体分子ははるかに複雑であることが明らかになるのが常だった。

熱力学第二法則の問題に戻ると、熱力学は、理想気体、つまり微小の天体が大量に飛び回るというイメージの上にある理論である。だから逆に、考察の対象が球形微粒子から離れれば離れるほど、つまり、対象の形が〝非対称性〟を増せば増すほど、熱力学を当てはめることはそれだけ不適切となる。生命は、桁外れて複雑な構造の分子とその組み合わせであるのだから、それについて熱力学第二法則の妥当性をうんぬんすること自体、実は、無意味なのである。

5 「ニュートン主義の罠」、その三 ——便宜的絶対0度世界の引用ネットワーク。熱嫌悪症と水嫌悪症の合併症

現在の生命科学者は、生化学／化学が確立させた確固とした手順に従って、狙い定めた生体分子を抽出して分子構造を決定し、膨大な学術論文のネットワークを参照しながら、その生理学的機能を特定する。この作業の繰り返しに、生命科学者は没頭している。

バイオエピステモロジーの観点から、この過程に系統的懐疑の目を向けてみる。先回りして言うと、生化学的手法を駆使して獲得した結果を、実験室のホワイトボードに書き留める、まさにその瞬間に、研究者は漠とした生命のイメージから、生化学的生命論を論じる者へと、無意識のうちに認識論上の断層を跨ぐことになる。表現者としての研究者は、生化学的な認識の型を強制的に選び取らされる。これが「生化学の圧勝状態」の意味するところであり、制度化された生化学による〝圧政〟である。生命科学者らが共有する「ある生命現象には何らかの形である分子が対応している」という信念を、方法論の面から「分子担保主義」と呼んでおく。

いま、ホワイトボード上に記された成果を「ホワイトボードの真理」と呼ぶことにする。バイオエピステモロジーの視点に立てば、この「ホワイトボードの真理」の実体は、細胞内における分子の振る舞いについての近似的表現、厳しく言えば「代理的表現 proxy」でしかない。なぜなら、複雑な分子の複雑かつ多様な組み合せによっ

て現出している細胞内の環境、個々の生体分子の〝native な〟環境下での、分子の振る舞いについて直接述べたものではないからである。

繰り返すが、生命科学者によって補足された生体分子は、膨大な生化学的文献ネットワークを参照しながらその機能が確定される。その作業によって、その分子には、網目のように体系化された生化学的な反応回路図の一端を担う地位が割り当てられる。こうして「ホワイトボードの真理」は、生化学的な文献ネットワークが構成する科学的真理という〝権威の環〟の内に編み込まれ、以後、そう遇せられるようになる。

そこで本題だが、「ホワイトボードの真理」は、ここに至るまでの試料の調整と分析の過程で、重要な自然因子の一角が系統的に脱色され捨象される。それが、熱運動と水の存在である。既存の物理・化学的方法論の〝粗さ〟と言ってもよい。

ここでワトソンの『遺伝子の分子生物学』（一九六五）を思い起こしてほしい。その章立ては、「第二章　細胞は化学法則に従う」、「第三章　化学者がみた細菌細胞」、「第四章　弱い化学作用の重要性」となっていた。その生命観と方法論はきわめて明快で、①生命は分子からできており、細胞内の反応は試験管内で確認され解釈された生化学的反応と同一である、②生命現象のすべては弱い化学作用の集積として説明できる、ということに尽きる。ただし、ここでの生命現象とは、暗黙のうちに遺伝現象が念頭に置かれている。

ここにある、試験管内（in vitro）の反応をもって研究された生化学的理解と、生体内のそれとは同一であるとする価値判断は、十九世紀のドイツ機械論（Mechanismus）哲学の貫徹でもある。既存の物理・化学の探究法が〝粗い〟と言うのは、ワトソンが明言するように、分子生物学的生命観はＤＮＡ分子の構造から、水素結合などの弱い化学作用の生物学的な重要性を力説する一方で、それよりはエネルギー水準が小さい熱運動一般の生物学的意義についていっさい黙殺し、その可能性を考えないからである。

これは「ニュートン主義の罠」の最初に挙げた、「生命力の創出」という袋小路にも近づいてくる。くどいようだが、十九世紀機械論はニュートン力学の成功に倣って、すべての自然現象を「物質&力」もしくは「物質&エネルギー」という二項概念で把握することから出発した。この自然哲学に立つと、「物質&力」もしくは「物質&エネルギー」から設定される問題の形以外の自然の要素、たとえば複雑な分子振動などは想定しない、それゆえに存在しないものになってしまう。

言い換えると、伝統的に化学/生化学は、分子が自然界に存在するかぎり不可避的にそれに随伴する、分子振動や分子間衝突、つまり熱運動については、その視野の内から排除してきた。試験管内の実験結果に立脚する化学/生化学は、分子間の結合のエネルギーの測定に関心を集中させて、生体内の反応はその適用で説明でき、これによる解釈が正しいという立場に撤している。現行の化学/生化学は、水素結合よりエネルギー水準が低い、複雑な立体構造が有する固有の分子振動や、水分子や他分子との衝突が生体分子としての作用に意味をもつ可能性については配慮しない体勢の研究セクターなのだ。

つまり現行の化学/生化学には、分子が分子として自然界に存在する以上不可避の熱運動を、黙殺し忌避しようとする本性がある。まるで乗り物酔い(kinetosis)の予防をするように、分子振動や分子衝突を消去する方向で思考を追及してきた。かなり重度の「熱嫌悪症 thermophobia」なのである。

さらに今の化学/生化学は、水嫌悪症(aquaphobia)にも罹っている。水は、生命にとって絶対不可欠の存在だが、化学的にはきわめて安定で理想的な溶媒である。ところが化学/生化学の領域では、細胞の七割が水であるにもかかわらず、細胞の説明図から水分子は完全に消されている。水は、存在すれども存在しないかのように見なす「水の黒子化」が、化学／生化学における思考の作法として広く採用されている。だが水こそは、常温状態を現出させている熱の主要な担体である。

だがさすがに二十一世紀になってみると、分子生物学的生命観は、十九世紀機械論の自然哲学の延長線上にあることが見えてくる。他方でこれまでは、生命は分子生物学の方法論では説明しつくせないとする立場は、すべて生気論（Vitalismus）の名でくくってきた。

さて、こうして生化学の学術文献ネットワークが築き上げる〝科学的真理〟の体系は、実は分子振動を完全に消去させた〝便宜的絶対0度〟という仮想的な静止世界であることになる。もっとさかのぼれば、そもそも「自然の振る舞いは手持ちの概念体系をもって把握可能であり、真理は文書に移せる」という信念からして、系統的懐疑の詮議にかける必要があったはずである。書かれた文書にこそ真理があるとするのは、慣習でしかない。

だがそもそも、既存の物理・化学が、熱運動の実像に焦点を当てるのを嫌がり、これを避ける理由は、本質的に、個々の分子の熱運動を直接観察し測定することは、既存の技術では限りなく不可能に近いからである。手持ちの観測手段を総動員して、個々の分子の熱運動を直接観察することは想像し難く、原理的困難に近い。

そのため、科学の〝狡知〟として、熱運動は排除すべき雑音（熱雑音）とみなして、理論的に熱運動を相殺・消去する方向で工夫をこらしてきた。その一つの成果が、十九世紀物理学の〝華〟、熱力学だとも考えてよい。分子をすべて理想気体で代表させ、球形微粒子の衝突結果の集積として熱を説明したのである。そして科学者は、ニュートン力学と統計数学を融合させたこの熱力学理論の美しさに魅了されてしまった。美しい理論は真理だと信じる物理学者の悪い弊で、熱現象の全局面でこの理論を持ち出して説明終わり、という形がなお続いている。今でも、熱力学の説明図の中の分子は、ボルツマンの時代と変わらず、球形微粒子で表わされている。

6 「C象限の自然」仮説を、もう生気論とは呼ばせない

こう見てくると、「ニュートン主義の罠」への誘導路は、広くて大きい。この罠は物理・化学の本性から由来するもの、と心しておかなくてはならない。

話は飛ぶようだが、ヘンリー・ベントという人が、熱力学第二法則だけに焦点を合わせたユニークな教科書、『第二法則——古典統計熱力学への序論 *The Second Law; An Introduction to Classical and Statistical Thermodynamics*』(Oxford UP, 1965) を書いている。そしてその冒頭に、絶対にあり得ない不思議な光景の図が置かれている。大きな球が上方に落下(?)している。この図は、熱力学第二法則の至高性を示すためにここに置かれているのだが、実はこのようなことは頻繁に起こっている。

それが下の図である。これは、元の図の左右を反転させて通常の世界に戻し、かつ、左の図を極端に縮小して、通常の現象の後に〝カルマンの渦〟のような、逆の現象が間違いなく生じてしまうことを示している。

ここで、生命について一つの解釈仮説を考えてみる。

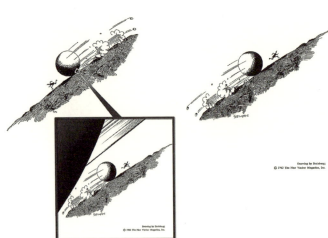

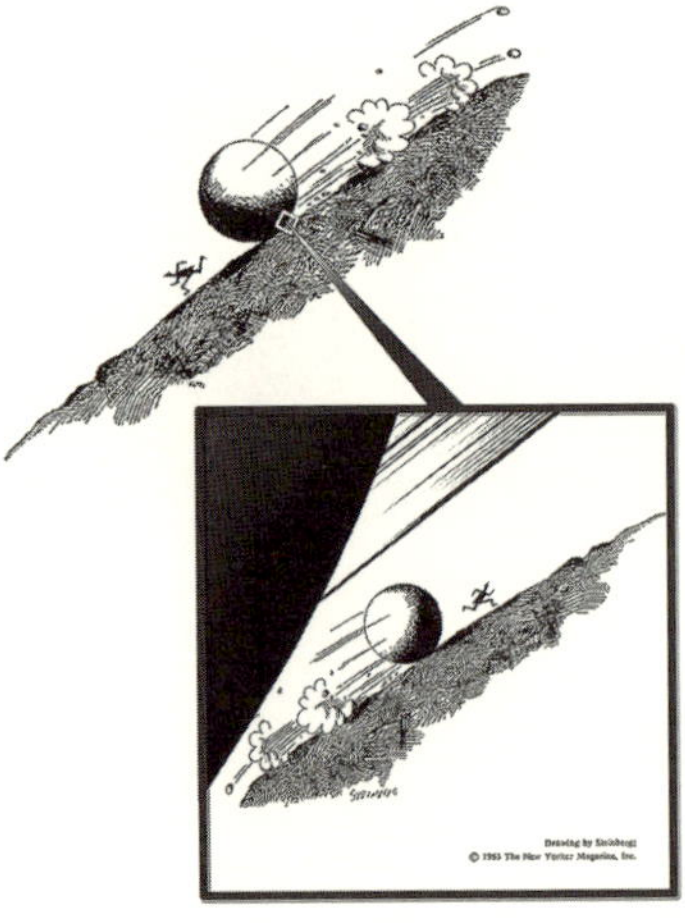

Drawing by Steinberg;
© 1963 The New Yorker Magazine, Inc.

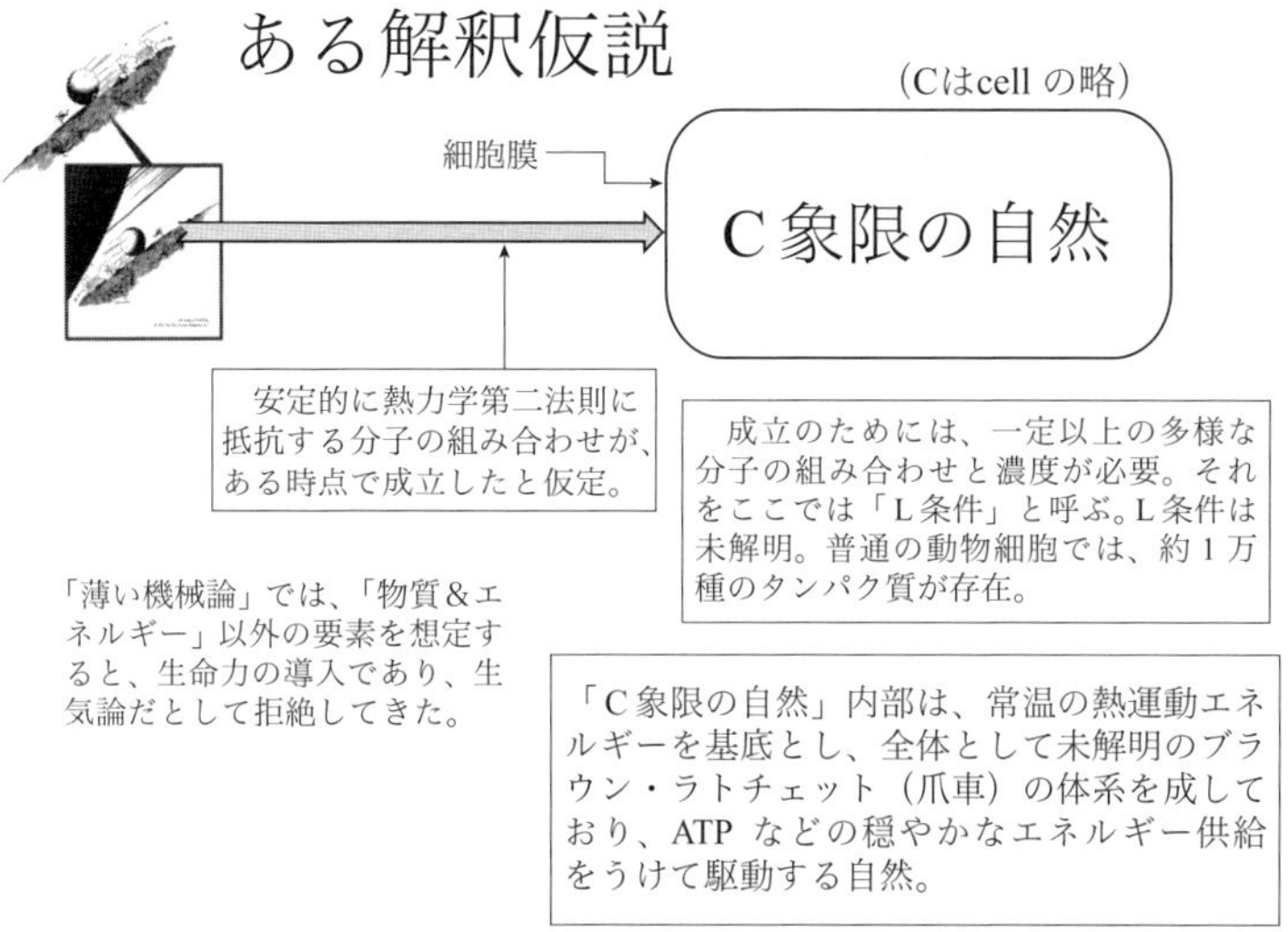
ある解釈仮説
（Cはcellの略）
細胞膜
C象限の自然
安定的に熱力学第二法則に抵抗する分子の組み合わせが、ある時点で成立したと仮定。
成立のためには、一定以上の多様な分子の組み合わせと濃度が必要。それをここでは「L条件」と呼ぶ。L条件は未解明。普通の動物細胞では、約1万種のタンパク質が存在。
「薄い機械論」では、「物質＆エネルギー」以外の要素を想定すると、生命力の導入であり、生気論だとして拒絶してきた。
「C象限の自然」内部は、常温の熱運動エネルギーを基底とし、全体として未解明のブラウン・ラトチェット（爪車）の体系を成しており、ATP などの穏やかなエネルギー供給をうけて駆動する自然。

地球誕生後に化学進化が進み、三八億年ほど前に原始的な細胞膜で包まれて外部との境界を確保し、複雑な分子の組み合わせによって、安定的に熱力学第二法則に抗する分子次元の系として原始生物が成立した、とする仮説である。原始的な細胞膜で囲まれる必要があるのは、安定的に熱力学第二法則に抗するためにも、一定以上の多様な分子の組み合わせとその濃度が確保される必要があるからである。膜で仕切られた内部の分子的状況は、外部とはまったく異なっており、この系を「C象限の自然」（Cはcellの頭文字）と呼ぶことにする。これは、細胞膜の意味を実質上無化する、「細胞は化学法則に従う」とする分子生物学的生命観とは、はっきり袂を分かつ立場である。二十世紀中期の、興隆期にあった分子生物学的生命観からすれば、分子と化学法則以外の要素（たとえば分子振動）を生命に関して認め、細胞内の分子的状況を特別視する見解は、紛うことなき生気論であった。

「C象限の自然」仮説は、古典力学的世界観が無際限にその意義を拡張した熱力学第二法則に対して、安定的にこれに抗する分子の系がごく普通に形成されるとする点で、機械論と正面衝突する。詳しく論じている余裕はないが、恐らく細胞の内側は、熱運動（分子振動）を基底エネルギーとして、全体として未解明のブラウン・ラトチェット（ランダムな分子衝突にさらされながら一方向だけに進行する分子的な構造）の組み合わせの系を成し、個々のコマを進めるのはＡＴＰなどからのエネルギー供給であろう、と推測される。

結局、バイオエピステモロジーの観点からすれば、ここに認識論上の巨大断層が走っている。十九世紀末に、理想気体を基本モデルに置き、ニュートン力学と統計学を融合することで統計熱力学が成立し、熱の理論的説明に成功した。ただしこれによって、熱運動とは理想気体のランダムで無目的な運動であり、さらに、世界は無意味化への必然的衝動（エントロピーの増大の必然）を内包させている、という自然観が広まった。

だが生命は、ランダムな熱運動のなかから、抗・熱力学第二法則性を実現させた自然として自律的に出現してきた分子系（Ｃ象限の自然）と解釈することは可能である。何度も繰り返すが、考察対象が球形微粒子からはるかに離れ、その形態の〝非対称性〟が増せば増すほど、反熱力学的現象が現われるのである。

直感的に言うと、これまで無機科学が開発してきた観測エレベーターには、複雑で多様な生体分子が濃密に接近し合い、分子振動もが意味を持つ細胞内の自然の「階」に降り立つことを望んでも、今のところその階には停止ボタンは付いていないのだ。自然の階層構造のなかで、生体分子が振る舞う階は、一瞬のうちに通り過ぎてしまう。観測技術の側から見た「生物学的相補性」は、この階全体が当てはまってしまうのが現状なのだ。

ではなぜ、このような視点に今日まで立てなかったのか。

約めて言えば、現行の生命科学が「弱い機械論」が広く深く浸透し、「Ｃ象限の自然」という認識の型をいっさい認めてこなかったからである。「弱い機械論」は、熱力学第二法則不破原理の呪縛を自らにもかけ、生命現

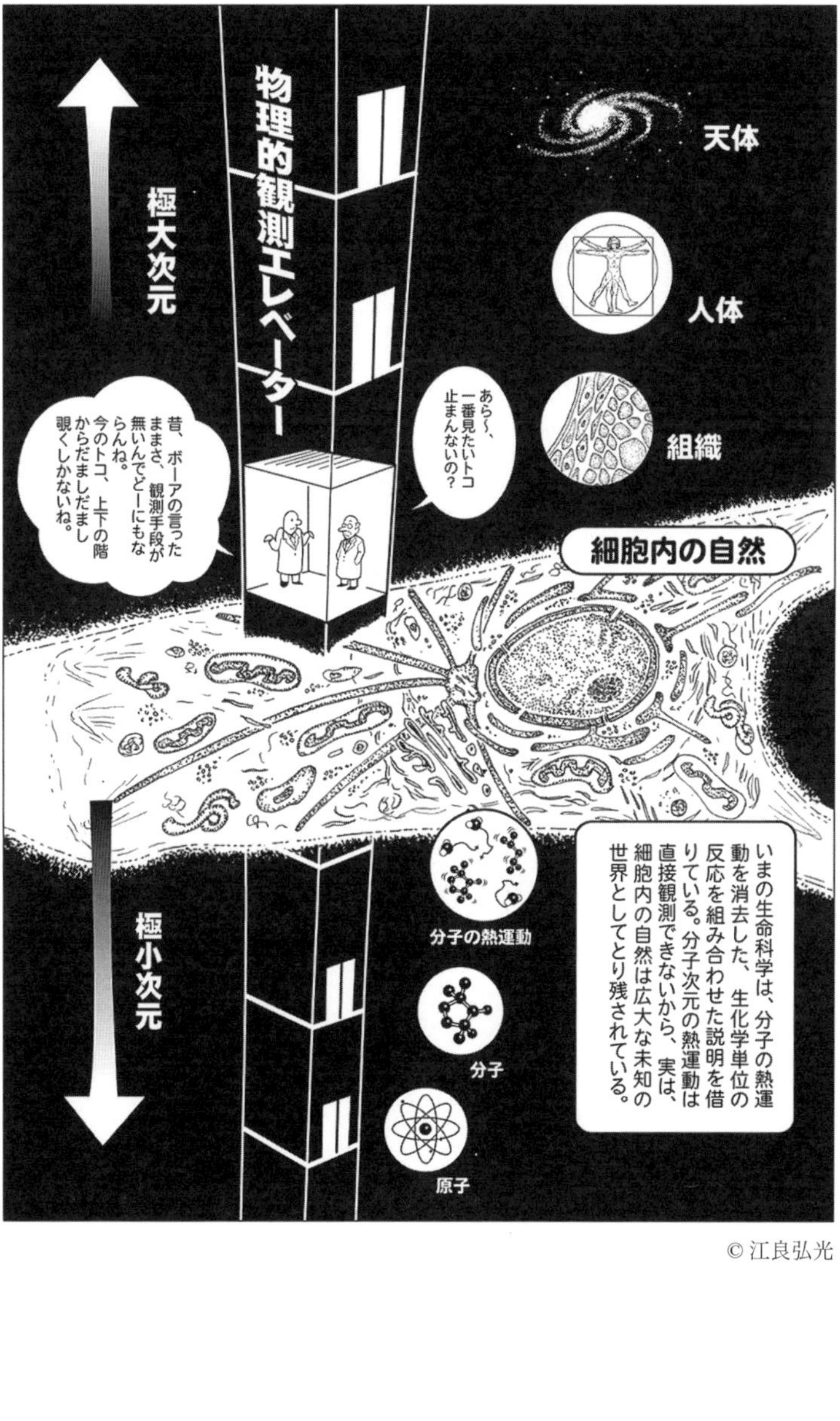
物理的観測エレベーター
極大次元
極小次元
天体
人体
組織
あら～、一番見たいトコ止まんないの？
昔、ボーアの言ったままさ、観測手段が無いんでどーにもならんね。今のトコ、上下の階からだましだまし覗くしかないね。
細胞内の自然
いまの生命科学は、分子の熱運動を消去した、生化学単位の反応を組み合わせた説明を借りている。分子次元の熱運動は直接観測できないから、実は、細胞内の自然は広大な未知の世界としてとり残されている。
分子の熱運動
分子
原子

© 江良弘光

象からの直接の概念化・抽象化という知的な冒険へ誘うことを妨げてきた。まずは分子生物学的生命観の〝言い過ぎ〟部分を解体すること、その〝脱構築〟から始めなくてはならないのである。

参考文献

米本昌平『時間と生命』(書籍工房早山、二〇一〇年)
米本昌平『バイオエピステモロジー』(書籍工房早山、二〇一五年)

Ⅱ　生きられる死

がんとともに生きる

和田　信

日常生活において、自分自身の死について明確に意識している人はそう多くない。死が、例外なくどの人間にも必ず訪れるものであることは、誰しも知っている。しかし、健康な人にとって、死はいずれやってくるものであっても、差し迫って直面せねばならないものとは感じられず、どこか遠くにあるものとして捉えていることがほとんどである。がんなどの、命にかかわる疾患に直面すると、死を遠くに感じている日常の意識から、突如として死の不安や恐怖が現実味を帯びて立ち上ってくる。

私は、がん専門の医療施設で、がんを抱える人の精神的問題に精神科医として関わる仕事をしている。がんを患っている人は、様々な形で精神的に苦しむが、本論では、死の不安が、がんを抱える人にどのように経験されるか記述し、死の不安にまつわる精神科医としての関わりについて自らの臨床実践を振り返って考察する。

がん医療では、様々な検査と診断、手術やがん薬物療法（抗がん剤等）、放射線療法をはじめとする治療が行われる。さらに、苦痛な症状を和らげる医療、いわゆる緩和ケアも、近年特に重視されるようになってきた。これには、痛みや呼吸苦、悪心嘔吐、倦怠感などの身体的苦痛を軽減する治療や、精神的苦痛に対する対応が含まれる。

これら一連のがん医療の中で、死の不安や実存的苦痛について、患者自身が正面から主題化して医療者に向かって語ることは、そう多くない。死の不安について語ることは、あっても、ごく少数の人が一部の局面で言葉にして発するにすぎない。殆どの場合、死の不安は、より日常的な形をとって姿を現す。例えば、治療がうまくいくかどうかの不安であったり、何らかの副作用が出るのではないかという心配であったりする。がんであると初めて知った後や、再発や転移したことを告げられるなど、重大な告知の後には、抑うつや否認、混乱などが生じやすいが、その衝撃の時期は通常数日から数週間程度であり、徐々に現実に目が向き、とりあえずできることに取り組もうという気持ちになることが多い。そして、一つ一つの検査や治療にまつわる結果や副作用などに注意が向いてゆき、死そのものに対する不安からは注意がそれていくようにも見える。しかし、とりあえず手術が無事終わってがんが取りきれたように見える場合でも、いつか再発したり、進行したりするのではないかとの懸念はつきまとうし、今受けている抗がん剤治療がいつまで効くのか、いつか効かなくなったときにはどうなるのか、などといった不安は拭い去れない。

がん医療の進歩によって、がんと診断された人のうち、およそ半数の人は治癒するようになった(1)。しかしながら、残り約半数の人たちは、いずれ進行して、死を迎えることになる。がんは進行すると、倦怠感や痛みなどの身体的苦痛が出現することが多く、いずれ仕事や社会生活上の役割を維持することが難しくなる。父として夫として、母として妻として、あるいは子供として、祖父や祖母として、家族の中で担ってきた役割を十分に果たせなくなる。やがて、歩いたり、食べたり、息をしたりといった基本的な身体機能にも支障が生じ、日常生活を安楽に送ることそのものが難しくなってくる。

殆どの患者は疾病や医療の実際を詳しく知っているわけではなく、これから身体機能が損なわれていくことや、失っていく人間生活の様々な側面について予め具体的に把握しているわけではない。しかし、「病気が進行していったら、一体どうなるのだろう」と漠然と不安を感じたり、他の患者の様子を見てわが身はどうなるのかと心配したり、どこかから得た知識から怯えたりする。また、仕事ができなくなって立場を失ったり、家庭が経済的に破綻することを恐れたりする。

疾病と医療の過程で生じるこうした様々な懸念は、一つ一つ見れば、それなりに対処方法を見出すことができる場合も少なくない。医療では通常、何らかの医療的対策や社会的支援などを行う。例えば、痛みを鎮痛薬で軽減したり、歩けなくなってきたら、リハビリテーションを行ったり車椅子を使ったり、介護支援を導入したりする。医療者の関心は、一つ一つの問題や症状といった現実的課題に向けられ、患者自身や家族の意識も、表面上は、そのような日常的問題に向かっていくようにも見える。

しかしながら、がんが進行していくことと、これら全ての先にやってくる死そのものに対する不安には、本人も、家族も、医療者も、どのように捉え、対処すればよいのか、解決を見出すことは容易ではない。自分自身の死を正面から見据えて対峙することは、誰にとっても難しい。命を脅かす疾患が進行していて、いずれ確実に死がやってくることを知っていても、人の眼は、より具体的に把握可能な事柄や、対処可能な側面に向かいがちである。対処可能な次元に問題を置きなおして考えたり行動したりすることによって、死という人間存在の重い問題に直接触れずに済むようにし、不安に圧倒されないようにしているようである。

医療現場で日々患者と接している中で感じることであるが、自らの生命の消失、存在の消滅としての「死」に対する不安は、日常的な様々な懸念の奥底に潜んでいる。そして多様な局面で、普段は隠れている「死の不安」が顔を出し、人の気持ちや行動に影響を与える。

精神科医としてがんを抱える患者の精神的問題に関する診療をしていると、これに相当するケースにしばしば遭遇する。例えば、ちょっとしたことで妻や病棟の看護師に激しい怒りをぶつける壮年男性がいる。一つ一つの出来事に怒りのきっかけはそれなりにある。しかし、個々の怒りのきっかけはごく些細な場合もあり、通常ならそれほど激しい怒りを誘うはずのものではない。根本的に問題なのは、病気が進行して死に近づいていくという状況を受けいれられないことであり、自らの運命に対する抑えきれない怒りであると思われる。

がん医療の現場で精神科医が診る精神症状と病態は、精神医学的範疇で言えば、「不安」、「抑うつ」、「せん妄」が代表的である。個々の精神症状は、きちんと評価すれば精神医学的に対処可能であることも多く、薬物療法や精神療法などを用いて対策を打つことがある程度できる。また、現実から遊離した病的不安の場合には、かえって精神医学的薬物療法が奏効する余地がある。

しかしながら、実際に死に至りうる病を抱える人が、自らの死の不安に襲われる時、狭義の精神医学的アプローチは、力を失う。死に対する現実的不安に苦しむ人に対して、どのように手をさしのべることができるのだろうか。これは、がんを患う人のための精神科医として仕事するようになって以来、私にとって大きな問題であった。

面接で人と会う時、精神科医や心理療法家は、相手の発する言葉に耳を傾け、気持ちを受けとめ、理解し、共感しようとする。「傾聴」「受容」「共感」は、精神療法の重要な基本である。面接では、患者の発する言葉の内容だけでなく、言葉を伝える抑揚や声の強さや勢い、表情の動き、身体の姿勢といった身体的側面を把握し、その向こうにある感情の流れ、思考の流れ、注意と関心の向け方等の精神機能と、その人全体を包む雰囲気や活気を把握しようとする。さらに、それらを通して、その人の生きる姿勢や周囲の人や世界との関わり方を感取しようとする。

精神療法的面接において、相手の発する言葉に耳を傾けることは、とても重要である。これは一見、当たり前のように聞こえるかもしれないが、人の言葉を聴き、心の動きを受けとめるということは、実はそう簡単なことではない。

人には様々な考え方や思考の前提や枠組みがあって、意識せずとも、自分自身の捉え方に縛られている。相手の気持ちや意図を本当に受け取ることができているのかどうか、大いに疑ってかかるべきである。また、人の話を聴きながら、相手の思考や感情の流れを把握し、しかも同時に、自分自身の意識と思考と感情にも注意を向け、考え、言葉を投げかけるということは、さらに難しい。大抵の場合には、人の話を聴いているようで、実は自分自身の考えにばかり注意が向いていたり、相手に注意を向けているようで、実際には人の言葉や表情や動きを十分捉えられていなかったりする。

「聴く」と同時に「話す」。これが十分実践できるようになるには、実は相当な訓練を要する。精神科医や心理療法家の修練過程では、この難しさがわかるようになること自体に、かなりの経験と反省が必要である。「聴くと同時に話す」というあり方そのものが、精神療法面接が機能するための、きわめて重要な構造をなしていると私は考えている。

ここで個人的経験に触れることを許していただきたい。精神療法におけるこの「聴くと同時に話す」ことの難しさと重要性は、音楽の演奏をする際の「聴くと同時に演奏する」ことに通じると私は感じている。

音楽を演奏する場合、楽器でも歌でも同じことであるが、理想的には、自ら音を発し、同時に自分の発した音を聴いている。これは、ごく当たり前で簡単なことであるように見えるが、実はとても難しい。自分自身が意志を持って音を発しながら、同時に自分の発した音を聴きとり、その音を聴いて更に次の音を発し続けるということは、そう簡単にできるものではない。大抵の場合には、自分の頭の中にある音を発しているだけで、その音に本当に耳を澄まして聴くことはできていない。敢えて嫌味な言い方をすれば、実際の音を聴いていないからこそ、耐え難いはずの酷い演奏であっても、本人は演奏して楽しいと感じるというような事態が生じうるとも言える。自ら音を発しつつ、同時にその音がその場に響くのを聴きとることは、高度な営みである。そして、そのように行為と感覚が一体となって実現されている演奏には、一種名状し難い力がある。

さらに、自分自身が音を発しつつ、自分自身の発した音と他人の発した音に耳を傾け、相手の音と自分自身の音を含む全体の響きを聴きとるのは、一層難しい。しかし、この、自ら音を出しながら、自分と人から発せられた音を聴きとり、聴きとった音全体に導かれて次の音を発してゆくという構造は、合奏の成立にとって本質的に重要な契機をなしている。[2][3][4]

ドイツの神経科医ヴィクトール・フォン・ヴァイツゼッカーは、生きものが周囲の環境世界（環界 Umwelt）と交わる際の「行為」と「感覚」の一体性を見て取った。これは、生きものが環境世界と交わる場における「能動」と「受動」の一体性でもある。ヴァイツゼッカーはこれを「ゲシュタルトクライス」Gestaltkreis と命名した。[5][6]

精神療法面接における「聴くと同時に話す」構造は、面接者と被面接者の間に生じる行為と感覚の一体性であり、受動と能動の同時成立である。これはまさに、このゲシュタルトクライスそのものではないだろうか。音楽の演奏における「聴くと同時に演奏する」ことも、まさにこのことを示していると思われる。[7]面接ではさらに、被面接者である相手もまた生きる主体であることから、双方向から相互的かつ同時的にこの構造が成立しうることになる。もちろん、聴くことにより重点が置かれたり、話すことや考えることにより重点が移ったりすることは絶えず生じていて、そうした様相の変化も含めてこの構造が成立している。

西田幾多郎のよく知られた一節、「作られたものは作るものを作るべく作られたのであり、作られたものと云うことそのことが、否定されるべきものであることを含んでいるのである。併し作られたものなくして作るものと云うものがあるのでなく、作るものは又作られたものとして作るものを作って行く」[8]では、主体が対象に対して能動的に働きかけるとともに、対象から受動的に受け取る作用によって主体が影響を被り、それによって主体そのものが新たに規定されていくという、主体成立の構造的あり方を説いている。このことは、まさに面接や音楽演奏における「聴くと同時に話す」こと、「行為」と「感覚」の一体性、「能動」と「受動」の一体性を説いたヴァイツゼッカーのゲシュタルトクライスと共通の事態を指していると思われる(9)。

冒頭で提示した、「死の不安」を抱えた患者と会う時、精神科医ないし医療者はどうすべきか、という問いに戻る。

日常的な姿をとって出現してくる「死の不安」については、さしあたり表面に現れている抑うつや不安などの精神症状や、本人に意識された気持ちや行動などの具体的次元を扱うことで、何らかの対処をとりやすくなる。この先病状が進行して痛みや苦しさが出てくることを恐れている人に対しても、それを症状面で扱う限り、現代の医療で可能な対策を説明し、患者にある程度安心感を持ってもらおうと試みることも可能である。患者自身の意識でも、「死」そのものに対する不安がどれだけ前景に現れてきているかは様々であり、死の不安を直視していない人を、敢えて直面させねばならないという理由はない。むしろ、「自らの死」そのものに正面から対峙せず、より日常的な事柄に関心を向けることによって、生きる気持ちを保つという適応的な面があることが多く、そのような心理、いわゆる適応的否認は尊重しておく必要がある。

しかし、「死」という自己存在の消滅にまつわる不安は、日常的な様々な関心事の奥底に潜んでいて、患者の多くが、多かれ少なかれ死の影を意識し、恐れている。そして、死の不安は、時として強く大きくなり、人を苦しめる。また、少数ではあれ、「死の不安」について医療者に正面から問いかけてくる人もいる。(私が精神科医であるために、一般の医療者よりも「死」についての精神的問いを向けやすいと患者に感じられているという事情もあるだろう。)

「死の不安」に苦しむ人に解答を提供することは、容易ではない。自らの死を強く意識した時、人によっては、宗教に関心が向かうことがある。宗教が長い歴史の中で培ってきた生と死にまつわる捉え方は、宗教的感性を持ち、それを求めている人にとって、一般の人や医療者などには到底不可能な次元から、救いや平安を与えてくれることがある。仏教では古来、人の老病死について智恵が積み上げられてきたし、キリスト教では、神によって人が救われる。このような宗教的次元の援助は、宗教家でない一般医療者には、なしえないものである。私自身は、日本の医療でも、精神的苦しみを持つ患者や家族が、宗教的立場からの援助を得られる機会が広がると良いだろうと考えているが、明治以来日本の医療は宗教と切り離されていて、医療現場で宗教が直接活動する余地があるのは、現状では宗教的背景をもつごく一部の医療施設にすぎない。殆どの医療現場では、宗教的背景をもつ立場からの支援を患者や家族が得ることは困難である。患者には、生と死について考えたいと感じ、宗教に強い関心を抱いていることを表明する人もいて、そういう場合には、本人の関心に応じてチャプレンなどの宗教的背景をもった支援者による相談に触れる機会について伝えることもある。しかし、実際には、紹介してもそこまで行き着く人は殆どいない。これは、病状が進行するほど、宗教家や宗教的背景をもつ援助者の門を叩くだけの気力や体力が失われていくこともあるが、宗教に自ら積極的に触れようとすること自体に対する患者自身の抵抗感が障壁となっていることも少なくないように見受けられる。

人の生死は医療だけによって左右されるべきものでないことは論を俟たないが、生死にかかわる疾患が発見され、人生を大きく方向づける治療が実施されるのは医療の場であり、生死にまつわる決断や覚悟を迫られることもしばしばある。しかし大多数の人は、あらかじめそのような問題を深刻に考えたことがなく、その場で悩み苦しむ。患者の「死の不安」に対して、医療者としての立場からどう関わるかという問題は、避けることのできない難問として私達の前にあるように思われる。

私自身の臨床経験から、患者との交わりの一端を紹介する[10]。

患者は六〇代の男性である。二年半前に胃がんが見つかって手術を受け、術後の補助化学療法（抗がん剤）を行ってきたが、手術から一年足らずで肝転移が出現した。抗がん剤による治療で効果があり、腫瘍は一旦縮小したが、約半年で再び肝転移が生じ、抗がん剤が無効との判断で中止となった。その後、別の抗がん剤による化学療法が行われたが、腫瘍が増大して中止。次に分子標的治療薬による治療が行われたが、約四ヶ月で腫瘍が進行していることが判明し、分子標的治療薬も中止となった。

主治医から本人に、これ以上抗がん剤等による治療を続けることはかえって身体の負担となるので、今後、痛みなどの苦痛を和らげるための緩和ケア中心の医療に移行する提案が告げられている。この時点で患者の症状としては、歯肉炎と軽度の下痢が続いている他、時に軽い腹痛が起きているが、それ以外の身体的な苦痛は特に生じていない。

主治医から、患者の不安が強いということで、精神科医である私のところに依頼があった。

面接では、私から自己紹介し、主治医から本人の不安について依頼された経緯を説明して面接が始まる。今回の受診は、本人の希望でもあった。

私から、これまでの治療の経緯について、胃がんの手術後に転移ができて、化学療法等の治療を行ってきたが、がんが進行し、積極的がん治療の中止を提案されているという事情をこちらが把握していることを伝え、本人の気持ちを尋ねる。患者は、しっかりした表情で、しかし重々しい口調で話し始める。

「抗がん剤をしてきたけど、がんは大きくなっている。効いていないってことで……」

「…………………………」

「これ以上治療はしない方がいいっていう話ですけど……」

しばらく沈黙が流れる。

「…………………………」

「……死ぬのが……怖いんですよ……」


ぽつりと発せられた言葉に、私は、ふいに胸を突かれたような衝撃を感じる。どう返答すればよいのか言葉が見つからない……「死ぬのが、怖いんですね」と患者の言葉をくりかえして投げ返すという、面接で定番の技法も、ここでは虚しく響くような気がして、はばかられる。沈黙の中にしばらく、返すべき答えを模索する……

「…………………………」

しかし、どのような言葉を投げかけても、気休めにしかならないように思われる。「そうですね」「わかります」といった文句も、どこか軽薄で本物でないように感じられる。また、「今では緩和ケアの経験と技術は昔よりずっと向上しているから、今後何らかの苦痛が生じてきても、医療的に対処することができます」などといった現実的医療の可能性について説明することも、患者が抱いている「死の恐怖」の重さに対して、真を穿っていないように感じられる。

沈黙の中に、重い苦しさが流れる……………

私は、「目の前にいて死を恐れているこの人に対して、何もできない」、と感じている……………

……そして、ざらざらとした砂を舐めるような感覚を覚え、殺伐とした風景に囲まれているように感じる……苦々しい無力感に打ちひしがれたまま、ひょっとしてこれが永遠に続くかのように感じられる…………ある瞬間、この荒涼とした風景に立っているのは自分だけではなく、目の前にいる患者もすぐそこで一緒に立っていることに気づく……そして、この感覚は、患者の体験とつながっているのではないか、という気がしてくる。襲ってくる死に対して抗うことのできない患者の体験が、自分自身の無力感とともに感じられるようである。患者と自分との間に、殺伐とした世界が広がっていて、その世界で一緒に立っているように感覚される……

そのうちに、患者の表情に、何か気持ちが動いているような気配が見て取れる。それが、こちらの気持ちが動いているのと連動しているように感じられる。

患者はこちらを見つめ、何かが通じたと感じてくれているような雰囲気がこちらに伝わる。重く苦々しい状況で、どこか一筋、人と一緒にその世界を生きているような感じがする……

患者は、多くを語らない。

私はこちらから、自分の感じた気持ちと身体感覚と心的風景について伝え、苦しい世界を生きておられるように感じること、死を見つめる怖さを一端でも共に感じたように思いたいが、きっとあなた自身の体験までは到達していないのだろうと、正直に伝えた。

患者は、一言、「ありがとう」、と。

その表情は、面接が始まった時の重々しさから、いくらか穏やかな雰囲気に変わっていた。

面接ではその後、より実際的なこと、今後の療養生活のことや、緩和ケアとはどういうもので、どのような場所でどのような治療を提供できるのか、等について話している。

私がこの方と話したのは、この面接一度だけであった。

患者はこの後、希望して別の抗がん剤をもう一度だけ使ったが、消化管の症状が出て、すぐに中止となった。地元の病院で緩和ケア中心の医療を受けるために転院していく時、病棟の看護師を通して礼を伝えられている。


ここでは、患者に対して、死の恐怖を軽減するために助言したり、具体的対策を講じたりするようなことは全くできていない。ただ、本人の「死ぬのが怖い」という告白を聴いて、絶句したまま重苦しい無力さを感じているうちに、患者と自分との間に殺伐とした風景が広がってきただけにすぎない。

しかし、「自らの死」に対峙しておののく人に対して、何か決まった正解を提供することは、おそらくどのような立場からも、難しいであろう。宗教的考え方がどこまでこのような面接に入ってくることが可能かは、面接者の立場によるだろうが、少なくとも特に宗教的背景を持たないごく普通の立場で診療している医療者には、死を前にした人の恐れや絶望に共感し、その苦しさを分け持ち、その歩みに随伴しようすることが、精一杯であるように思われる。それでも、そこに一種の連帯感が生じ、ただ一人で苦しんで死んでいくのとは、少しばかりでも違ったように感じてもらえることがあるかもしれない。もっとも、そう思っているのはこちらだけで、患者の側でどのように感じられているかは、本当のところはこちらには分からないのかもしれない。しかし、少なくとも、目の前にいる医療者が、死に対して恐れ苦しむ自分のことをわかろうとしてもがいていることは、伝わっているのではないだろうか。

面接をする時には、患者の病状や治療歴と今後の見通し、患者の家族や生活状況、生活史などから、この人はこんな風に感じているのではないかなどと何らかの予測が頭にあることがほとんどである。しかし、本当にその人の気持ちがわかったように感じられるのは、面接者の抱いている考えが、人に会って直接伝わってくることによって崩れ、新しい何かが見えてくる時である。

面接におけるこのような体験は、筆者に似通った経験を思い起こさせる。学生時代、フッサールの「ヨーロッパの学問の危機と先験的現象学」[11]を読んでいるうちに、西洋の学問が積み上げてきた知識と理論の体系が、その根本的前提の批判によって揺るがされることを目の当たりにし、自分自身の立っている大地が文字通りガラガラと崩れていくような体験をしたことがある。面接において、自分自身の考えで相手の気持ちを推察したり思い描いたりすることを超えて、相手との間から生きる風景と姿勢が自ずから見えてくるように体験される時には、論理的思考にはおさまりきらない事態が人と人との間に生じているようである。「共感」empathyとは、心理療法ないし精神療法では重要な概念であり方法論であるが、実のところ極めて現象学的な事態なのではないだろうか。

死を恐れる人に対して、どのような慰めの言葉や、姑息的対策の提示も虚しく響く時、重く苦々しい感覚が私と人との間に生じ、そこで人とつながっているように感じる。それはまさに、現象学が扱ってきた間主観性の領域である。そして、このような身体的感覚を含んだ共感のあり方は、メルロ＝ポンティが示した、身体をもって自己が他者へと開かれているあり方であり[12][13]、シュミッツの提示した「身体的状態感」leibliches Befindenとそれが拡大した身体的コミュニケーションの領域に相当するだろう[14][15][16]。現代ドイツの現象学的精神病理学者フックスは、メルロ＝ポンティの間主観性および間身体性の哲学に拠って自他の主客分離以前からの相互的結びつきを重視し、さらにオートポイエシスのシステム理論を援用して、人と人とが「間身体的共鳴」を通して「相互に（相手を）身体に取り込み」、「拡大する身体性」が成立すると論じている。フックスはまた生態学の概念から、「身体に具現化された間主観性」という考え方を提示している[17]。

他者理解および、自己と他者との間主観性、間身体性は、哲学上の難問であり、ここで性急に哲学理論上の解決を求めることはできない。しかし、本症例で記述したような体験は、こちらから患者の気持ちを推察する行為とは違ったものであり、向こうから開けてくること、患者と私の間で自ずから開けてくる世界であるように思われる。

命にかかわる病を生きる人には、様々な苦しみがある。死や病の苦しみは、生きる人にとって、望まずして引き受けざるを得ないものであり、人生や世界から被る受動的なもの、パトス的なものである[18]。ヴァイツゼッカーは、『ゲシュタルトクライス』の序文で、「死は生の反対ではなく、生殖と出生に対抗するものである[19]」。「生命とは、出生と死との両方のことである[20]」と述べているが、私はこれを、次のように受け取っている。人は、生まれてから死ぬまでの人生の過程全体を「生きる」のであって、「死ぬ」ことは「生きる」ことの反対ではない、と。

医療という限られた場においても、生死にかかわる重大な転機＝危機（Krise）[21]に居合わせる者として医療者は人に出会う。「生まれ」てから「死ぬ」までの人生を、その人がその人の生き方で生ききることができるように僅かでも力になるには、どうすれば良いのか。日々の診療と出会いの中で、これからも考え続けてゆきたい。

注

（1）日本における、がんと診断されてからの五年相対生存率（がんと診断された人のうち五年後に生存している人の割合が、日本人全体で五年後に生存している人の割合に比べてどれくらい低いか）は、男性で五九・一％、女性で六六・〇％である。（いずれも全部位のがん）（二〇〇六年から二〇〇八年診断例）なお、生涯がん罹患リスク（一人の人が生涯にがんに罹患するリスク）は、男性六三％、女性四七％。（二〇一二年のデータに基づく）国立がん研究センター、がん情報サービス、最新がん統計 http://ganjoho.jp/reg_stat/statistics/stat/summary.html（二〇一六年八月二日更新、二〇一六年八月三一日閲覧）

（2）木村敏『あいだ』弘文堂、一九八八年、二〇－四〇頁

（3）音楽の合奏におけるこうした構造については、木村も論じているが、木村はそこから更に踏み込んで、間主体的ノエシス・ノエマ相関、間主体的「あいだ」について論じている。

（4）演奏における「聴く」ことの本質的重要性は、私自身が拙い経験から一端を感じているだけでなく、多くの名演奏家が語っていて枚挙に暇がない。例えばチェリストで教育家の齋藤秀雄、指揮者の小澤征爾、声楽家ユリア・ハマリ、ジャズピアニストのハービー・ハンコック、ジャズオルガニストのロニー・スミス。

（5）Weizsäcker, V.v., *Der Gestaltkreis—Theorie der Einheit von Wahrnehmen und Bewegen*. Georg Thieme, Stuttgart, 1940, 1950.（木村敏・濱中淑彦訳『ゲシュタルトクライス——知覚と運動の一元論』みすず書房、一九七五年）

（6）ヴァイツゼッカーは、生きものと環境との接触面に主体が成立すると考えている。

（7）木村敏『あいだ』弘文堂、一九八八年、二六－二七頁

（8）西田幾多郎「行為的直観」『西田幾多郎全集』第八巻、岩波書店、一九五〇年、五四八頁

（9）木村敏『あいだ』弘文堂、一九八八年、五四－五五頁

（10）症例提示にあたり、本人から同意を得ている。

（11）Husserl, E., Die Krisis der europäischen Wissenschaften und die transzendentale Phänomenologie. herg. von W. Biemel, 1954, 1962. *Husserliana* Bd. VI.（細谷恒夫訳「ヨーロッパの学問の危機と先験的現象学」細谷恒夫編『世界の名著62 ブレンターノ フッサール』中央公論社、一九八〇年）

(12) Merleau=Ponty, M., *Le philosophe et son ombre, Edmund Husserl 1859–1959. Phaenomenologica* IV, Martinus Nijhoff, 1959.（木田元訳「哲学者とその影」木田元編『哲学者とその影』みすず書房、二〇〇一年、一四五―一九三頁）

(13) 鷲田清一『メルロ＝ポンティ――可逆性』、講談社、二〇〇三年、二三〇―二三二頁

(14) Schmitz, H., Die Angst—Atmosphäre und leibliches Befinden. *Zeitschrift für klinische Psychologie und Psychotherapie*. 21, 5-17, 1973.（魚住洋一、加藤恵介訳「不安――雰囲気と身体の状態感」小川侃編『身体と感情の現象学』産業図書、一九八六年、九五―一二二頁）

(15) Schmitz, H., Über leibliche Kommunikation. *Zeitschrift für klinische Psychologie und Psychotherapie*. 20, 4-32, 1972.（鷲田清一、水谷雅彦、石田三千雄訳「身体的コミュニケーションについて」小川侃編『身体と感情の現象学』産業図書、一九八六年、一二三―一八九頁）

(16) 梶谷真司『シュミッツ現象学の根本問題――身体と感情からの思索』京都大学学術出版会、二〇〇二年、二六四―二七五頁

(17) Fuchs, T., Wege aus dem Ego-Tunnel. Zur gegenwärtigen Bedeutung der Phänomenologie. *Deutsche Zeitschrift für Philosophie*. 63, 801-823, 2015.

(18) Weizsäcker, V.v., *Der Gestaltkreis—Theorie der Einheit von Wahrnehmen und Bewegen*. Georg Thieme, Stuttgart, 1940, 1950, S. 182-187.（木村敏・濱中淑彦訳『ゲシュタルトクライス――知覚と運動の一元論』みすず書房、一九七五年、二九〇―二九六頁）

(19) Ibid, S. V.（邦訳三頁）

(20) Ibid, S. V.（邦訳四頁）

(21) Ibid., S. 170-171.（邦訳二七三―二七五頁）

〈遠隔的知識〉としての死

金森　修

第1節　話の意図

以下の議論は哲学や思想史を専門とする人から見れば、ほとんど無理筋、あるいは少なくとも変化球的な話に聞こえるだろう。他方でごく普通の日常人からいえば、ほぼ自明のことを繰り返しているだけのように思われるかもしれない。

個人の縁起担ぎ、ジンクスは普遍化可能だろうか。例えば或る人が、一日が始まる前に呪文を唱え、そうすればその一日を息災に過ごせるという信念をもっていたとしよう。しかし「人は一日の初めに呪文を唱えれば、その日は息災に過ごせる」という知識をそこから抽出することはできるだろうか。普通、その両者の間には因果関係があるとは見做されないので、普遍化可能ではなく、よってそれが知識だとは考えられないはずだ。

では、死は知識なのだろうか。死は人間にとって普遍的な現象なのだから、知識の条件は満たすように思えるが、「死は知識である」と述べて、何か問題は起きないのだろうか。

昔から、死を経験しようと思っても、生きている間は死は未然のものなのだから経験の対象ではありえず、遂に死が到達した瞬間には既に「何かを経験する、そしてそれをいま、または未来に生かす云々」ということは不可能になるわけだから、それもまた、経験の対象ではない。だから死は経験できないままに留まる、という趣旨の逆説が人口に膾炙していた。

ジャンケレヴィッチの区別、「一人称の死」、「二人称の死」、「三人称の死」という概念鼎立は依然として重要性を失っておらず、また実存主義的潮流だけではなく、恐らく伝統的に哲学は、「一人称の死」が、他の二つの人称の死とは如何なる意味でも混合することはありえず、人は誰もが、最終的に自分自身の死を自らの苦痛や不安、絶望などと共に受け入れざるを得ないこと、最愛の家族も最高の親友も、それを「引き受ける」ことは出来ないことを強調し続けてきた。私も、この話でこの結論に根底的な異論を唱えたいわけではない。恐らく最終的には、私も従来のこの結論、つまり〈「一人称の死」の不可還元性〉を受け入れるだろう。

だが、今回試みたいのは、「二人称の死」、つまり家族や親友の死という、胸を切り裂かれる経験ではなく、「三人称の死」を一種拡大解釈して、それを多様に分節させること、また、死を一種の文化的表象の総体の中から浮き彫りにし、その意味を探ること、一言でいうなら、いわば死を〈遠隔的知識〉として捉えてみることである。

第2節　「三人称の死」の分節

事実、一言で「三人称の死」とはいっても、少し注意して考えてみるなら、その中には微妙な違いがあることが分かる。まずは、もっとも疎遠に感じられる死、例えば昨年日本全土で肺炎で亡くなった人は＊＊人というような形で与えられる、数値的な情報。または、この病気の五年後の生存確率は＊＊％というような、統計的な情報。それらは、文字通り、数値で表現され、亡くなった一人ひとりの顔、来歴などを想像することさえ及びもつかない〈遠い死〉である。よほどのことがない限り、普通の人がそれらの情報に触れても、心を動かされることはない。仮に肺炎死亡者数が或る人の予想よりも遙かに多いような場合、その人は驚くかもしれない。しかし、そこにはなんらかの意味での個人的哀しみが混ざっているとは考えられない。それらはあくまでも、情報としての死、遠い匿名の死であるに過ぎないのである。

では、次のような場合はどうだろうか。例えば同時代の有名な俳優、芸能人、芸術家、学者などが亡くなった場合である。普通の場合、それらの有名人たちと直接の面識はないことの方が多いだろうから、彼らの死もまた、「三人称の死」であることに変わりはない。しかし、例えば或る芸術家の絵画や演奏などに強く印象づけられ、その人の一連の作品を長年追いかけてきたような人にとって、または或る映画に心から感動し、そこで熱演していた俳優の姿が目に焼き付いているような人にとって、それらの有名人たちの死は、たとえ全く面識がなくても、何らかの情感、哀しみ、狼狽え、或る種の感慨のようなものをもたらすはずである。彼らは直接には知らないが、その死はあたかも知っている人のそれであるかのような印象をわれわれに与えうるものなのだ。

それの系として、例えば歴史上の有名人の場合も考えられる。世界史や日本史に全く関心をもたない人はさておき、その一部に興味をもち、例えば西郷隆盛やディドロのことなどを、単に学術論文だけではなく、それらの人々を扱った虚構作品や、当人たちの作品や書、逸話集などを詳しく調べた人にとって、歴史上の人物の死は、その人に詳しい人に一定の情感をもたらすことがありうる。その人の人生を詳しくなぞりながら、その最期がどのようなものだったのかを思い巡らし、一つの纏まった人生として見るとき、その最期が一種の感銘を与えることがありうるのだ。もちろん、それら歴史上の人物とわれわれが直接の面識をもつことなどは、ありえない。私自身は残念ながら西郷隆盛のことは詳しくないのだが、それでも彼の終焉の地、城山に立ったとき、しばしの間、一種の感慨に耽ったことは今でもよく覚えている。

さらには、次のような場合もある。友人、ましてや親友というのではなくても、全く知らないとはいえず、どこかのパーティで少しだけ話したことがある人、または学生時代に一時期その人の講義に出たことがあるが、一度も話したことはない先生のような場合。彼らが亡くなったことを人伝に聞いたり、新聞欄で目に留めたような場合、一瞬、その人々の姿を思い出し、心に細波がたつことはありうる。そういえば、あの人はあんなことをいっていたな、とか、その人の冗談や警句を思い出し、その人の元気そうな笑顔などを思い出せば、しばしの間、その人のことが想念を占める。彼らの死は「三人称の死」であり、あくまでも「二人称の死」とはいえない。しかし、いわば「二人称の死」の要素が若干混在したような形で存在する死なのである。

また、微妙に異なるケース。親友とはいえなくても、何度も会い、その人の人柄、物の考え方、雰囲気などがだいたい分かっているケース。例えば会社の同僚や上司、仕事上のつきあいで何度も会っているが、個人的話はほとんどしたことがなく、あくまでもビジネス上の有能なパートナーとして互いに認識し合っているような場合。そのような人が例えば突然、または比較的長い闘病期間を経て、逝去するような場合、やはりわれわれの心は揺れ動き、一緒にした仕事、仕事中に発せられたその人の何気ない言葉や仕草などを思い出し、哀しみを覚えるのではないだろうか。親友ではない。しかし、そこには一種の友情のようなものがやはり存在し、その人の存在が失われたとき、たいていの場合はその人の長所や魅力がとりわけ浮き彫りになるように思われ、われわれは哀しい思いをするものなのだ。

他にも微妙に異なるケースはありうるだろうが、とりあえずはこれで充分としておく。私がここでごく簡単に述べてきたことは、「一言で他人とはいっても、その他人と自分との間には、微妙な遠近の違いがある」という、或る意味で自明なことを確認しているに過ぎないという見方もあるだろう。だが、とにかく、「三人称の死」と一言でいわれる概念には少し考えただけでも微妙に異なる成分が混在していることは確かだとはいえないだろうか。他人とはいっても、文字通り一期一会で一回しか会っていなくても、その後何度も思い出すような人もいる。事実、私自身、そのような人は何人かいる。もちろん、その人がその後どのような人生を送っているのかは全く知らず、そもそもまだご存命なのかも知らない。そんな不思議な三人称もありうる。

さらに、われわれの誰もが幼年期や子ども時代という、或る意味で不思議な時間を通過してきている。私の初恋の相手は同じ幼稚園にいた可愛らしい少女だったが、その女性がその後どうなったのかは、もちろん全く知らず、まだ存命なのかも知らない。いわば生死が不確定なまま、どこか気になる「三人称の死」、いわば宙づりにされた死も存在するのである。

以上、私がここで述べてきたことを概念的に纏めるなら、「三人称の死」に、多少とも「二人称の死」の要素を混在させること、両者の完全融合性は否定しつつも、両者の距離を若干縮めることだった。

というのも、以上さまざまな様相をもって表れる「三人称の死」は、親や兄弟、配偶者、何十年もの付き合いのある親友の死とは、あくまでも区別すべきものだからだ。より現実的な眼差しを交差させるなら、例えば親族の場合、純粋な愛情だけが存在するとは必ずしもいえず、愛憎に近いような複雑な感情のもつれ具合が存在する場合も少なくないだろう。しかし、そのような場合も込みで、親族が亡くなる場合、われわれはやはり胸を掻きむしられるような感情に襲われるものなのだ。「二人称の死」は、「三人称の死」の多様な変種の包囲によっても、それに完全に融合してしまうことはありえない。

ともあれ、繰り返すなら、この部分での論旨の中核は、「三人称の死」を分節させることで「二人称の死」に若干でも近づけることだった。

では、次に「三人称の死」を「一人称の死」に近づけるという試みをしてみよう。

第3節　医師の死

「三人称の死」を「一人称の死」に近づける。他人の死と自分自身の死を近づける。いったい、そんなことが可能なのだろうか。この場合、前節でのような多様な事例を考えるのは、やはり困難だ。しかし、この両者、普通に考えるなら最も遠いはずの死のタイプが接近し、重なり合うことがありうる特殊なケースが存在する。それは医師の死である。

一言で医学とはいっても、どうやら全体としては既に厖大な知識の集合体を形成しているようで、プロの医師の場合、たいていは例えば循環器の専門家、消化器の専門家、放射線医、などなどと多様に分化しているらしい。医師でさえ、それらすべての領域について深い知識をもつというのは、恐らく困難なのだろう。ともあれ、彼らの訓練過程から考えて、われわれ普通人よりも遙かに正確に人体の生理や病理について、客観的な知識を習得しているのはいうまでもない。

経歴を積み重ねる過程で何人もの患者を治し、場合によっては何人かの死を看取りなどしながら仕事を続けていく医師も、やがては老化し、いつかは必ず死を迎える。その場合のことを、内在的には不可能だが、外在的に推定しながら私なりに考えてみたい。

いま述べたように、たとえ医師とはいっても、人体全般のことを知悉しているとはなかなかいいにくいだろう。いま例えば循環器の専門家が消化器の重い疾患にかかったとする。その場合、恐らくその人は、医師らしいネットワークの中で、まずは自分で消化器の基礎的知識を思い出しつつ、同僚や友人で消化器を専門とする人の意見を聞き、自分の状態がどの程度のものなのか、どう対処すれば一番適切なのかを知ろうとするだろう。そして普通人よりは遙かに的確に選択可能な選択肢の中から最適なものを選び出し、たとえ相当重い病気の場合でも、なんとか切り抜けることができるはずである。

しかし、それも無際限に続くというわけにはいかない。当たり前のことだが、医学の知識は不死という条件を医師に授けるわけではない。その人も、いつかは必ず死に至る病を得る。いま話を若干単純化して、消化器の専門家が、消化器についての重篤で対処が困難な、死に至る病を得たと仮定する。その人は、自分の専門的知識を総動員しつつ、どうやら今回の病は切り抜けることが難しいこと、そしてその場合、自分が近未来にどのような症状を呈しながらゆっくりと死に近づいていくのかを理解するはずだ。そして、悪化の兆候と見られる症状が出る度に、死への接近を実感していくはずである。

ここで、私の問いかけがなされる。この場合、死に至る病になるだろうと認識し、やがてはAからB、やがてはCという症状が出て、それが確実に死への接近を意味することを認識する当該の医師は、いわば「三人称の死」的なスタンスで、自らの体を対象化し、診断していると考えていいのではないか。その最終的な帰結は、自分自身の死、つまり「一人称の死」である。症状が進み、死が近づいてくるに連れ、多くの場合、苦痛が増してくるわけだから、当該の医師は、自らの苦痛そのものでさえ、いわば職業人としての客観的対象化の眼差しによって理解し、納得しながら、経過をなぞり続けるということになる。

だが、ここで外在的視点からみて、一つの疑問が湧く。そんなことが本当に可能なのだろうか。もちろん、一概にいえるような問題ではなく、なかにはほとんど最期の瞬間近くまで、「一人称の死」を、あたかも「三人称の死」であるかのように、自分がそれまで見てきた数多くの患者たちの死への過程を改めて確認しながら、自らもまたその過程を辿ることを冷静に見尽くせる医師もいるかもしれない。しかし、そのような人は、やはり例外的な存在ではないのか。しかも、そのような医師がいたとして、その人は群を抜いた名医だということになるのだろうか。

昔、どこかで聞いたことがある。プロの医師も、自分が末期の病に冒されていることを悟る場合、正確な自己診断はなかなか難しいという趣旨の言葉をである。そのとき、私は医師がプロらしくなく、どこか平凡だと思ったろうか。そんなことはない。むしろその反対であり、医師もまた、最終的には職業人としての立場を離れて、一人の人間として死んでいくのだろうなという感慨に充たされた。

ただ、むしろここでは次のことを強調しておきたい。「三人称の死」、先にごく簡単に触れたように、それは医学的情報として表れる死でもあるわけだが、プロとしての医師は、たとえその対象が自分自身の肉体だとしても、普通人に比べて遥かに長い時間に亘って、対象化的な眼差しを設定し続けることができるということだ。恐らく最終的には多くの医師は最期の瞬間が近づく或る時点で、「三人称の死」的な眼差しから離れ、自分自身の苦痛や苦悶の中で、自分の生命のことをあれこれ思いながら亡くなっていくのだろう。ともあれ、医師の場合、「三人称の死」と「一人称の死」が、完全融合はしないながらも遙かに死に近い奥まった時点まで、緊張関係を孕みながらの二元的構造を維持しうるという可能性をみることができるのである。

以上、「三人称の死」と、「一人称の死」の接近可能性、またはその最終的な不可能性を、医師という特殊な職業の場合に限定しながら簡単に論じてみた。

こうして、人称別の位格をもった三つの死は、互いの交錯や接近、重ね合わせの微妙な綾の中で、なおかつ互いに完全融合は拒否したままの在り方で存在し続けている。

第4節　「世界3」としての死

ここで若干視点を変えてみる。ポパーの3世界論を想起してみよう。物理的実在としての「世界1」、人間の心や意識としての「世界2」、そして「世界2」が産出したあらゆる記号体系、知識などからなる「世界3」である。この場合、「世界3」には、知識を保存する物理的形態、例えば本、図書館、建物なども含まれると考えていい。それは広く、対象化され、物化された精神活動一般を包摂する。それは精神が生み出したものであるにも拘わらず、個別的な経験的主体にとってはあたかも外的世界のような相貌も兼ね備える。

純粋な概念内容の中核に寄り添おうとする限り、「世界1」に、人間の死が関与する余地はない。生物が誕生し、成長し、衰微し、やがては死に至るというのは、物理的実在がその本性を発揮する存在位相とは異なる位相で成り立つものだからだ。強いていうなら、純粋な物質塊として屍体をみる場合、それはかろうじて「世界1」と関わるといえるかもしれない。

「世界2」では、死はどうなっているのだろうか。もちろん、「世界2」においては、死は大いに関与的である。人間が必然的な終結点として頭では理解しつつも普段はなるべく考えないようにしている「一人称の死」、それに関わる不安、隠蔽、有限性の感覚などの多様な心象は、死を多少とも前提とした上で分節される複雑な心象だからだ。もし、或る種の哲学のように、「一人称の死」の不可還元性や根源性を人間存在の最も重要な基盤としてみるという考え方をとるなら、「世界2」の存在の可能性の条件は、偏に死そのものにかかっているとさえいえそうである。

ただ、私がむしろここで強調しておきたいのは、「世界3」の中に表れる死の諸様態の方なのだ。「世界3」は概念や命題だけではなく、複雑な理論体系、本、図書館、施設、さらには芸術作品などというように、多少とも物化された形での人間精神の所産をも包摂する。いま述べたばかりの「一人称の死」の不可還元性を重視するという哲学自体が、「世界3」の一部を構成する。それ以外にも完全枚挙は絶対に不可能なほどに、「世界3」の中には死が複雑に鏤められている。

ヨーロッパ近世初頭の重要な画題だった“memento mori”や“danse macabre”、仏教での九相図のような絵画的表象、重篤な病や死を扱う無数の文学作品、寺院のような建造物化された、死と隣接する場所、お盆のように、祖先の死を祀る社会制度化された慣習などなど。私が〈遠隔的知識〉としての死という奇妙な表現で主に念頭に置いていたのは、このようにわれわれの周りを何重にも取り囲む、知識としての死、制度としての死、文化としての死の総体のことだった。興味深いことに、死を巡る無数の文学作品の中でも、徳冨蘆花の『不如帰』のような深刻なものから、『＊＊殺人事件』などのように、一種の知的ゲームと化したものまで、多様な変種がある。世界的に隆盛を誇る無数の犯罪小説やギャング映画を想起してほしい。推理小説・探偵小説・犯罪小説は、歴史的には恐らくゴシック・ロマンスが包摂していた成分が、幽霊譚などと分岐することで特化し、純化していったと考えられる。だが、それを単に源泉にあった啓蒙思想への反撥を表現するだけだとは捉えにくいほどに、探偵小説や犯罪小説が多様な開花を示しているという事実は、人間の文化史における死の位置づけに重要な示唆を与えている。他方で、M・R・ジェイムズなどの幽霊譚、『四谷怪談』や『牡丹灯籠』、『真景累ヶ淵』などの優れた怪談ものも、文化としての死の具体的な表れである。

こうして、実は、「一人称の死」のことは普段まるで忘れたようなふりをしながらも、われわれ人間は、それぞれの文化の中で、無数の複雑な文化的表象としての死に囲繞されながら生きている。あくまでも間接的ながら、われわれ各自はその文化的背景の中で、死の幻影や死の朧気なレリーフの姿を確認しながら生きている。もちろん一概にはいえないが、普通の人生を想定する場合、死に至る道程そのものよりは、各人の生が紡がれる遙かに長い時間幅の中で、われわれは「世界3」の中に表れる死に触れながら、生きているのだ。

第5節　「世界3」と「一人称の死」

そろそろ私の話に、一つの纏めを与える努力をしてみよう。まず最初に念のために言わずもがなの確認をしておくなら、「一人称の死」などの三概念と、「世界1」などの三概念は、切り口を全く異にするものなので、片方で論じたことを構造相同的にもう片方に割り振ることは到底出来ない。単純な収斂は不可能である。

なお、論の都合上、途中で触れた、「一人称の死」と「三人称の死」の背反的成分を完全には失わないながらも特殊な併存形式をもたらしうる、医師の死については、この際、若干特殊な事例として傍らに置く。

以上の留保を確認した上で、先の議論を思い出してほしい。私は一言で「三人称の死」とはいっても、一般者、他人などという総合的カテゴリーの中には実は微妙で複雑な差異化因子が隠されており、「三人称の死」はいろいろな場面で「二人称の死」に近づくことがある、と述べた。簡単にいうなら、死という事象に話題を限定しても、他人の中にも、文字通り数字や統計情報でしかない全く匿名の他者から、相対的に遙かに親しい他者もいるということだ。そういう微妙な遠近のレリーフの中で、われわれの誰もが他者を味わっている。「三人称の死」は、どこかの見知らぬ他人たちの無関係な死だけとはいえず、知らない内にわれわれをいろいろな死に直面させ、死の諸相に一種の馴染みを与える。

それと同様に、「世界2」はともかく、特に「世界3」の多様極まりない表現形態に、われわれは囲まれながら暮らしているが、それは「死を想え」という宗教的規範などから、劇場や探偵小説などの中で無惨な遺体を描き出す虚構世界に至るまで、あまりに厖大な〈遠隔的知識〉としての死を表現しているので、それらに満遍なく触れている個人がいるとは、とうてい考えられない。ちょうど、他人全員に馴染みのある個人が考えられないように、「世界3」にもまた、特定の個人にとっては微妙な遠近のレリーフが付き従っている。例えば、ヨーロッパ文明や美術史に全く関心のない人にとっては "memento mori" という言葉はいかなるイメージ喚起力ももたないはずだ。ともあれ、逆にいうなら、「世界3」での死表象のいずれにも全く不感応だという個人も考えられない。

要するに、いかなる具体的個人も、比較的接近可能な「三人称の死」や比較的詳しい「世界3」の諸表象を通して、死に触れながら生きている。事実上、人生を彩る多くの瞬間の中でわれわれが接触し、なんらかの情動を引き起こされ、それなりに経験する死は、広義の死、つまりこの場合、心に揺らぎを与える「三人称の死」をも包摂した〈遠隔的知識〉としての死である。その種の死が、死の意味、死の不可避性、死の予兆、死の肌触りを間接的に示唆するものとして、われわれの生に微妙な陰翳を与える。われわれが人生の中で最も長く頻繁に触れるのは、その種の死、〈遠隔的知識〉としての死なのだ。

冒頭でも述べたように、だからといって何も私は、それら〈遠隔的知識〉としての死が、「一人称の死」の重みを消し去るとまで主張するつもりはない。しかし、「一人称の死」は、本当に人間存在の基底的条件を決定的に決めるほどの重みをもつものなのだろうか。人間が時間性の中で生きることが、人間存在の根幹をなすということには完全に同意したいが、他方で、「一人称の死」に他の位格とは段違いの重要性を見るという考え方には、若干の疑義を感じる。

われわれの誰もが、好むと好まざるとに拘わらず、遅かれ早かれ、辛く苦しく絶望感に満ちた「一人称の死」に至る道程を通過しなければならない。それが一カ月続くのか、それとも文字通りの末期の苦しみの中で「一人称の死」の重みを心底実感するのは数日か、数時間なのか、もちろん、それは一概にはいえない。ただ、私の議論の中では、その客観的長さはそれほど重要ではない。私がいいたいのは次の事である。「一人称の死」に至る道程の中で、人は人間存在の基底的条件としての自分の死を、最終的に再確認するのだろうか。というよりも、「一人称の死」への道程が辛く苦しく絶望感に満ちたものだと感じられるのは、その人にとっての、それまでの若く健康な時間の厚みが、それなりの楽しさと充実感に満ちたものだったことの裏返しの事実に他ならないのではないか。死を〈遠隔的知識〉の相貌下に捉え、「一人称の死」自体はとりあえず傍らに置くようなその種の日常的な楽しみは、根源から目を背けた意図的忘却なのか、それとも非意図的な頽落なのだろうか。あるいはパスカル風にいうなら、人間の悲惨な基本的条件を忘れたdivertissement（気晴らし）に過ぎないのだろうか。

そうではないのではなかろうか。われわれは、死ぬために、最終的には死ぬことを確認するために生きているのではなく、知識や感情として絶えず死と遠回しに接触しながらも、それなりの生を楽しむために生きている。仮にそれが永劫の時の流れからみるなら、文字通りほんの一瞬のものに過ぎなくても。化天のうちを比ぶれば、夢幻の如くなり、であっても、である。その意味でなら、敢えていうが、「一人称の死」は極めて重要だといえると共に、実はそれほど重要ではないともいえるのではなかろうか。それは人生全体の中で、不可避ではあるが、やや特殊な逸話だとさえいえるような気もする（確かに自分の最期を逸話と呼ぶことには違和感がある。しかしなかなか適切な言葉が見出せない。少なくとも最大・最高度に重要な事柄とはいえない、という程度のニュアンスである）。死は、肉体そのものを介してよりも、文化を介して与えられる比率の方がより大きく、ひょっとすると後者の方が、われわれを規定し続けているものかもしれないからである。

そして、これこそが、私がこの拙い小文の論理の流れの中で、それなりに到達した結論なのである。

内なる死のまなざし

――てんかん、デジャヴュ、臨死体験

深尾 憲二朗

1 てんかんとデジャヴュ

よく知られているように、ドストエフスキーの代表作である『白痴』『悪霊』『カラマーゾフの兄弟』には、すべて主要登場人物の一人にてんかん患者がおり、その人物は自分のてんかん発作について、それがいかにすばらしい体験をもたらすものか、それゆえにてんかんという病気を持っていることがいかに幸せなことかを滔々と語る。てんかん発作は、わずかな時間ではあるが、神の栄光に抱かれる至福の体験を提供するというのである。こ

れは、狭い意味での神秘体験と見なしてよいと思われる体験である。ドストエフスキーのこのような描写については、彼自身がてんかん患者であって、自分の体験に基づいて書かれたものであることは確かだと考えられている。(1)

しかし、てんかん発作において、ドストエフスキーが言うような神秘体験が起こることは極めて稀である。てんかん患者は一般には、発作において特別に強烈な体験をすることはないし、ドストエフスキー作品の登場人物のように、自分のてんかん発作にポジティヴな意味づけをして執着するようなこともなく、むしろ発作を嫌悪しているのが普通である。ドストエフスキーが自分の体験を文学的に脚色していた可能性も低くはない。少なくとも、彼の体験をてんかん発作の典型と見なすことはできない。

てんかん発作は、意識を失って全身の筋肉が痙攣するという、てんかん患者以外では死の間際にしか出現しないような、心身の緊急事態である。そもそも、発作の最中は意識を失っているのだから、何の体験もすることはできない。したがって、ドストエフスキーの描写している神秘体験も、発作そのものではなく、あくまで発作の前兆(アウラ)の体験なのである。しかし、私はこの点にこそ注目したい。すなわち、意識を失って全身痙攣という瀕死状態に至る直前の、いわば臨死体験としての前兆である。

てんかん発作の前兆として、ドストエフスキーの神秘体験と比べて、強烈さにおいてはるかに劣るが、頻度においてはるかに高いのがデジャヴュである。フランス語の「既に見た」という表現がそのまま名詞化して名前となっており、日本語では「既視感」と訳されているこの現象は、実際には今までに一度も見ていない物事を、過去に既に見たものの再現だと感じる現象であり、一種の錯覚と見なされている。また実際には、見るものだけでなく、聴く音や読む本の内容など、体験のあらゆるモードにおいて、過去に既に体験したことが繰り返されていると感じる現象である。「思い出すように知覚する」こと、すなわち、現在の知覚が過去の記憶の形式をもって現象する事態である。

この現象については、十九世紀末から二十世紀初頭にかけて、フランスとドイツの心理学・精神医学において盛んに研究された。その中で、ベルクソンも自らが『物質と記憶』において展開した知覚／記憶理論の応用例として、独立した論文でデジャヴュについて詳しく論じている[2]。

デジャヴュを、「現在の経験としての知覚の内容が、過去の経験としての記憶の内容に同定される現象」と表現することもできる。ただし、ここにおける「過去の経験の記憶」は明確に想起できるものではなく、曖昧な不特定の記憶である。いつ、どこで見たのかが曖昧であるにもかかわらず、確かに見たという感じだけは強くあるのである。

デジャヴュにおける「既に見て知っている」というのは認知的判断ではなく、「懐かしい」という感じに近い、ある種の感覚ないし感情である。デジャヴュにおいては、「これはおかしい、妙だ」という自覚ないし病識が保たれているが、それは「知っているように思える」という感覚と「知っているはずがない」という思考が、対立しながら危うくバランスを取っている状態なのである[3]。

2　デジャヴュの症例

デジャヴュは健常者においても体験されることが珍しくない。主に疲れている時や、なんらかの原因で意識水準が少し落ちている時に出現する。健常者の場合には、「前に見たことがある」という感じと「見たことがあるはずがない」という知的認識の矛盾が意識化されるため、不思議な感覚と当惑を伴う現象ではあるが、長時間持続することはなく、実害はない。

しかし、デジャヴュをてんかん発作の前兆として持ち、この現象が出現してまもなく意識を失うことを何度も経験しているてんかん患者は、条件付けの結果として、この現象を恐れるようになる。また、デジャヴュは統合失調症の急性発症の前触れとして出現し、妄想を誘発して、幻覚妄想状態に発展してゆく場合もある。これらの病的なデジャヴュは、健常者において体験されるものよりも強度において強く、持続においても長い。しかし、強度と持続という量の面では異常でも、質の面では健常者のデジャヴュと同じだと考えられるので、患者たちの陳述を分析することによって、この現象について詳しく観察し、理解することが可能になるのである。

そこで、私が診療しているある統合失調症患者によるデジャヴュの訴えを見てみよう。この患者は、発病当時、理科系の大学院生だった男性で、生活のあらゆる場面で強いデジャヴュが現れるという訴えで大学保健センターを受診した後、まもなく急性幻覚妄想状態となって大学病院精神科に入院した。短期間の入院によって幻覚妄想症状は収まり、退院して外来通院に移行したが、その後、比較的軽いデジャヴュを訴え続けている。カルテの記録から患者の発言をいくつか取り上げてみる。


「いろいろな場面で、前にもこういうことがあったと感じる。」

「人生を繰り返しているように感じる。」

「未来か過去か分からない、〝違う現実〟の記憶、別世界の自分の記憶がふっと出てくる。」

「〝今の現実を予行演習している過去〟のような感じの〝記憶〟が浮かんでくる。」

「なにか人知を超えた仕組みが働いているのではないかと思えてくる。」

「この〝旅〟の終わりがあるのではないかと思えてくる。」

「決して嫌な感じではなく、『ああ、もう決まっているんだな』と、諦めがつくような感じがする。」

これらの訴えは、健常者には理解しがたいような不合理なものだろうか。私はそうではないと思う。むしろここには、人間の精神の一面が露わになっているように思う。その一面とは、日常的な意識においては表面に出ておらず、しかしその裏で日常的な意識を支えているような、つまり日常を裏打ちしているような面である。以下で、デジャヴュが指し示すその精神の一面について考察してゆこう。

3　デジャヴュと輪廻思想

患者はこう言っている。「いろいろな場面で、前にもこういうことがあったと感じる」、「人生を繰り返しているように感じる」。

そもそも、われわれの生は完全に不可逆的な一回性の過程であり、何度も繰り返すことなど何もない。それなのに、なぜデジャヴュを体験している人は、過去の体験が繰り返しているのだと思うのだろうか。絶対に不可逆的な生の時間を、反復可能なものであると見なすこの認識は、精神病患者にしかありえない非合理な思考形式によるものなのだろうか。

いや、そうではないだろう。なにしろ、時間が不可逆的であるからといって、自然界もわれわれの生もまったく不可逆的なものであると考えるなら、存在について考えることはできず、概念を定義することもできないので、建設的な思考がまったく不可能になってしまう。われわれは、時間とともに果てしなく流れ去る物事から、反復する要素をあれこれと取り出し、それらについての普遍的な概念を作り出すことによって、初めて建設的な思考ができるのである。

自然界の物事は反復し、それゆえに自然法則が抽出され、技術的応用がなされることによって、われわれの文明生活が成り立っている。それは確かなことだが、そうはいっても、われわれ個々人の生だけはやはり自然法則の外にあって、一回性であり、取り返しがつかない。だからこそ、われわれは人生のさまざまな場面で真剣な決断をする必要に迫られる。だとすれば、デジャヴュにおいて、自分の身の回りのことが反復していると感じられたとしても、そこから自分の生自体が反復していると推論するのは、やはり異常な思考形式ではないのか。

だが、デジャヴュは、それ自体は推論や思考形式ではなく、感覚体験である。デジャヴュが強く起こり、その「前にもこういうことがあった」という感覚の真理性を疑うことができない場合に、「人生が繰り返すという、ありえないことが起こっている」という認識から、「なにか人知を超えた仕組みが働いているのではないか」と推論することは、それなりに合理的なのである。人はデジャヴュという不合理で不可解な体験に遭い、それをどうしても振り払えない場合に、なんとか合理化しようと知性を働かせ、さまざまな理論や思想を発展させるのだろう。人は永遠にさまざまな境遇の人や動物に生まれ変わり続けるとする輪廻思想は、そのようにして成立したものと推測される。

ニーチェの永遠回帰という奇怪な思想は、ショーペンハウアーを介したインドの輪廻思想からの影響と、彼の同時代に発展した熱力学への没頭が合体して生まれたと言われるが、それらに加えて、ニーチェ自身のデジャヴュ体験が強く影響していたと考えられる。ニーチェは精神を病み、荒廃していく過程で斬新な思想の展開を見せたため、古くから病跡学の格好の対象となってきた。多くの研究者の意見は、彼が神経梅毒に侵されていたということで一致しているのだが、脳を侵すこの病は、てんかんの原因の一つでもあり、まさに症状としてのデジャヴュをもたらす病の一つでもあるのである。(4)

もちろん、デジャヴュを体験した人がみな輪廻思想を信じるようになるわけではない。とはいえ、激しいデジャヴュを経験している最中の人は、眼の前の物事を「知っているように思える」という感覚と、「知っているはずがない」という思考のバランスが崩れて、次第に前者に傾いていった結果として、思考がその感覚を合理化し始め、「この現実の裏に、なにか隠された大きなメカニズムが働いているのではないか」という、いわばオカルト的（隠秘的）な世界解釈を生み出すことになるだろう。

デジャヴュにおいて、現在の知覚内容と同定される過去の記憶内容は曖昧で不特定なものだと先に述べた。はっきり特定できないにもかかわらず、確かにあるということだけが強く感じられるのである。このようなあり方は、オカルト的な真理のあり方だと言える。

典型的なオカルトである錬金術を例に挙げて説明しよう。錬金術の営みは、非金属を貴金属に変える秘法（「賢者の石」）について書かれた書物を解読することに基づいている。そこでは、日常世界を一変させるような宇宙の秘密が誰かによってすでに発見され、確実に記述されていると考えられているのだが、その解読が極度に難しいため、その秘法の実行は実際には困難である。しかし、実行は困難でも、金を作り出す秘法があるという信念は揺るがない。デジャヴュにおける過去の反復についての信念も、これと同様に、いつ、どこで見たのか特定できないにもかかわらず、過去に見たという信念は揺らがないのである。

これは、一見では不合理で、機能的でない精神状態のようだが、見方を変えれば、デジャヴュには、現在の体験を過去の経験によって基礎づけようとする、人間精神の基本的なあり方が強く表れているとも言える。そもそも、われわれが先祖から受け継いだ過去のものを大切にするのは、合理的な判断からではない。遠い過去における先祖の経験については、われわれには直接に知る手立てはなく、したがって漠然とした理解しかできないのだが、それでもそれをわれわれの現在の体験の解釈の基本として用いるのである。オカルト的世界解釈は、このような精神的態度を極端化したものにすぎない。

このように、眼の前にある物事をそのままに直接捉えるのではなく、過去の何かに準えて捉えることを理論化すれば、この世にある事物を天界にあるイデアの不完全な写しであり、事物の認識とはその事物のイデアを思い出すことであるとするプラトンのイデア説・想起説になるだろう。そして、このプラトンの説もまた、ピタゴラス学派の輪廻思想を背景としていると言われている[5]。すなわち、輪廻する人が、一つの生が終わるたびに帰ってゆく天界こそがイデアの世界だというのである。とすれば、プラトンにとっては、人が輪廻転生することと、それを思い出させてくれるデジャヴュが、すべての真理の源泉だったと言えるだろう。一方、近代人であるニーチェは、デジャヴュが思い出させる生の反復に耐えられず、輪廻からの解脱を志向したのであった。

人は本当に生まれ変わり、死後には天界に帰って、つかの間でも真理のイデアに触れることができるのだろうか。現代のわれわれにはそれを信じることは難しい。科学的知識の進歩とともに、われわれの存在が確かな真理と正義に基づいていると考えることは、ますます困難になっている。そのため、過去に根拠を求めることができた過去が懐かしまれるようになっている。われわれに帰るべき過去はもうないのだが、過去に帰りたい気持ちだけは残っている。だからこそ、われわれにとってのデジャヴュは、いつとも知れない過去の、どこともしれない場所に存在する何かに対する憧憬なのだろう。

4 臨死体験――彼岸の平穏

てんかん発作は生物学的に死に近づく現象であるから、てんかん発作の前兆としてのデジャヴュは、死に近づく体験としての臨死体験だと言えると先に述べた。しかし、そのような象徴的な意味だけではなく、臨死体験とてんかん発作、そしてデジャヴュの三つにはもっと本質的な関係があると考えられる。

臨死体験とは、事故や病気によって死に瀕した人が、蘇生するまでの間にあったと報告する不思議な体験であり、その内容には文化を超えた共通点があるとされる。具体的には、①死に瀕した自分の身体を、離れた場所から見下ろしているという体験（体外離脱体験）、②暗く狭い場所に引き込まれる（トンネル体験）、③明るく広い場所に出る、④すでに死んだ知人たちと出会う、⑤神々しい存在と出会う、などである。また、これらの非現実的な体験をしている最中には、本人は恐怖を感じず、奇妙に落ち着いていると言われる[6]。

臨死体験とてんかん発作の関係については、脳科学的な観点から、てんかん発作における脳の機能異常を臨死体験に結び付ける研究者たちがいる。てんかん発作が脳全体で起これば全身痙攣が生じるが、脳の各部位に限局して起これば、各部位の刺激症状として、さまざまな幻覚症状が出現するからである。たとえば、体外離脱体験は頭頂葉に局在する身体図式の刺激症状、トンネル体験は後頭葉の視覚野の刺激症状、などである。

たしかに、臨死体験の各要素について脳科学によって解明することは、ある程度は可能かもしれない。しかし、この体験がときに体験者の人生観を大きく変えてしまうことや、さらに自分では体験していない人々の人生観にも強い影響を与えることについての説明は、そもそも脳科学によって解明できる種類の問題ではないように思われる。すなわち、臨死体験について聴いた際にわれわれが受ける心的影響の本質が何なのかという問題は、臨死体験がいかにして引き起こされるかというメカニズムとは別の問題なのである。

それでは、臨死体験がこれほど人々の興味を掻き立てるのはなぜだろうか。生に伴うさまざまな苦痛を技術によって和らげ、安穏に暮らしながら年を重ねる現代人も、生の最後に出会う死という最大の苦しみからは逃れることができない。死とはどのようなものか、死に際の苦しみはどれほどのものか、そしてその苦しみの果てには何があるのか。それが分からないから、人は不安を抱き、知りたがる。

だが、もし断末魔の苦しみの後に、実はまたそれ以上の苦しみが待っているというのであれば、そんな話は聞きたくないだろう。臨死体験において、トンネルを抜けた先が広々として花が咲き乱れる野原ではなく、暗くじめじめした洞窟のような場所であり、そこで出会うのが親しかった人々や神々しい存在ではなく、醜い餓鬼たちや恐ろしい閻魔大王であったなら、誰も興味を持たないだろう。すなわち、臨死体験が興味を持たれるのは、それがまさに人々の望むような「あの世」の姿を身近に感じさせてくれるからなのである。

しかし、だからといって、臨死体験は人々の願望が生んだ空想にすぎないと言いたいわけではない。もし単なる願望の産物なら、臨死体験の内容は、もっとさまざまな欲望・願望の反映された、きらびやかで活気に満ちたものになるだろう。ところが、多くの例で共通している臨死体験の内容は、不思議ではあるが派手さはなく、全体に平穏な雰囲気に満たされている。この平穏さこそが臨死体験の心理学的な本質だと私は考える。

臨死体験をした人の多くは、「死ぬのが怖くなくなった」と言う。生還してすぐに他人に伝えたくなるほどの感動的な体験をする人は稀で、誰にも話さない人の方が多いと考えられるのだが、そういう人でさえ、「死ぬのが怖くなくなった」という点では同じである。このことは、臨死体験の見せてくれた「あの世」が平穏であったためだと考えられる。死んだ後にどこに行くのかが分からないために不安であったのが、臨死体験によって「あの世」が平穏であることを知ったために、不安がなくなって安心したのだろう。

神のような存在に出会って感激したという人でも、狭義の神秘体験のように、それによって「すべてを理解した」と感じるわけではない。死後の世界のほんの入り口に立っただけなので、死後の世界がどのような所なのか、その謎はかえって増えたとさえ言えるのだが、とにかく怖い所や苦しい所ではなく、自分が安心して暮らせそうな場所だと感じる。そのような謎めいた平穏さこそが、臨死体験の最も重要な要素ではないだろうか。

垣間見た死後の世界は、どのような所かよくは分からないが、とにかく先に死んだ親戚や知人たち、あるいは神々しい存在がそこで待ってくれていると分かった。それらの人々や存在が待ってくれているということは、自分が死ぬまでの間、生きている間にも、それらの人々や存在が見守ってくれているということだろう。そしてこの、自分は見守られているのだという認識が、体験者のその後の人生を変え、生きやすくするのだろう。

臨死体験のこの謎めいた平穏さは、デジャヴュに通じているように思われる。先の患者はデジャヴュの体験中に、「なにか人知を超えた仕組みが働いているのではないかと思えてくる」と述べていた。繰り返すはずがない人生が繰り返しているとしか思えないとすれば、そこには人間が知ることのできない秘密の仕組みがあるはずだと考えるのである。その繰り返しにどのような意味があるのかはまったく分からないが、それでも、「この〝旅〟の終りがあるのではないかと思えてくる」。すなわち、自分が人生を繰り返していることには、なんらかの目的があり、その目的が達成されれば終わるのだろうと感じる。さらに、それは「決して嫌な感じではなく、『ああ、もう決まっているんだな』と、諦めがつくような感じがする」。すなわち、自分の人生は何か大きな力によって操られていて、これからどうなるかはすでに決まっているので、自分がそれについて考えたり悩んだりすることには何の意味もなく、運命に身を任せる以外にないのだと感じる。

だが、もし「決まっている」というのが本当ならば、どのように決まっているというのだろうか。自分の人生が何度も同じことを繰り返しているということは、自分が何度も生まれ変わっているということのはずであり、その生まれ変わりの〝旅〟に終わりがあるとしたら、それは「この世」での死のことではなく、転生をやめること、すなわち解脱のことなのだろうか。自ら努力もしないで、ただ成り行きに任せているだけで、自然に解脱に導かれるとでもいうのだろうか。しかし、そうであるとも違うとも、答えは患者本人にも分からないのである。

自分の方から見通すことができないにもかかわらず、自分の運命が決まっていると感じること、そしてその運命が、自分の期待通りではないとしても、自分にとって悪いものではないだろうという安心感。デジャヴュが含んでいるそのような精神的態度は、自分から主体的に世界に関わる態度というより、自分の運命を決めている何者かに身を任せる受動的な態度である。自分から世界に向ける能動的な視線よりも、何者かから自分に向けられたまなざしを重んじる態度である。

その自分にまなざしを向けているのは誰なのだろうか。奇妙なことだが、それは自分自身なのである。デジャヴュには、自分が二重化され、自分が自分を眺めている感覚が含まれている。その自分を眺める自分の感情は奇妙に落ち着いているのだが、このことは、臨死体験の最初の部分で見られる体外離脱体験と共通している。臨死体験において体外離脱した自分には、血の気が引いた瀕死の自分の身体が見えているにもかかわらず、見下ろしている自分は、心配することもなく、不思議に落ち着いているのである(7)。

このように、それがもたらす感情の面で、デジャヴュと体外離脱体験が似ているのは偶然ではなく、次のように考えるならば、むしろ当然なのである。デジャヴュにおいては、現在の体験が過去の体験の繰り返しであるという形で相対化されることによって、自分の存在が現在から引き剥がされ、時間軸上を漂い始める。体外離脱体験が身体から抜け出た自分、すなわち空間的な分身の体験であるのに対して、デジャヴュは現在から抜け出た自分、すなわち時間的な分身の体験と捉えることができるのである。つまり、どちらも自分が自分を眺めている分身体験だという点で同じなのである。

デジャヴュと体外離脱体験、すなわち時間的・空間的分身の現象は、〈今・ここ〉に縛られたわれわれの生を、〈いつか・どこか〉の視点によって相対化するために出現する。そして、生を相対化しうるものは死しかないという意味において、これらの分身は生の内側にある死である。デジャヴュと体外離脱体験において現れる分身のまなざしは、〈内なる死のまなざし〉なのである。[8]

5 〈虚存〉というあり方

二十世紀の精神病理学は、実存主義哲学の影響を強く受けていた。実存主義哲学は、人間存在を、常に危機に直面し、決断を迫られている存在として捉える。その人間観に従って、実存主義的な精神病理学は、さまざまな精神の病について、人間存在の危機への対応の仕方として理解しようとしてきたのである。[9]

しかし、実存主義哲学が言うように、生のすべての瞬間を全存在を傾けた決断の場面と見なすことは、われわれの素朴な日常経験と合致しない。少なくとも、われわれの意識が生か死かの決断を迫られることは、何か非常事態でも起こらない限りはないような稀なことであって、われわれの日常生活の大部分は、もっと穏やかなものである。それでは、この日常の穏やかさはどこから来るのだろうか。それは、デジャヴュや臨死体験における不思議な平穏と、どのように関係しているのだろうか。

先の症例の『ああ、もう決まっているんだな』と、諦めがつくような感じがする」という陳述に注目しよう。「決まっている」から「諦めがつく」というのは、明らかに運命論的な心的態度である。運命論とは、自分の未来についての自分の責任による決断を放棄した態度であって、実存主義的観点からは堕落した生き方である。しかしながら、患者にとってその「もう決まっているから諦めがつく」という感覚は、「決して嫌な感じではない」のである。それは、ただ実存の挫折や絶望というようなネガティヴな事態ではない。われわれの人生のさまざまな場面においても、このように、運命に身を任せることが苦痛でなく、むしろある種の幸福感をもたらすということがあるのではないだろうか。

自分の未来を自分で決めようとして、できる限り意識を集中し、周囲のあらゆる変化に対して敏感になっている時に、ふと、自分のコントロールできない大きな状況の力によって、自分の未来が否応なく決まってしまい、しかもそれが自分の意識していたものよりも、自分にふさわしい未来だと思えるような場面がある。このような場面においては、突然〈今・ここ〉に縛られた実存的な自己が溶解し、今でもなくここでもない、茫漠とした時空の中に漂い出すような感覚に襲われる。このような場面におけるわれわれの、実存とは対照的な存在のあり方を〈虚存〉と名付けたい。デジャヴュや臨死体験が垣間見せるあり方も、この〈虚存〉なのである。

〈虚存〉は「虚焦点」に準えられる。凹面鏡に入射した平行な光が反射して、こちら側で焦点を結ぶのに対して、凸面鏡に入射して鏡面に反射した光は、収斂せずに発散してゆく。その際、あたかも反射光を逆向きに延長した交点から光が発しているように見える。その交点、すなわち虚像としての光源こそが虚焦点である（図1）。

自分の身体の内にある自分の存在に意識を集中し、実存を研ぎ澄ませていたはずが、不意に内と外が反転して、自分の身体の外の遠い場所から自分を眺めている自分に気づく。そのもう一人の自分は、自分の生命を守るため

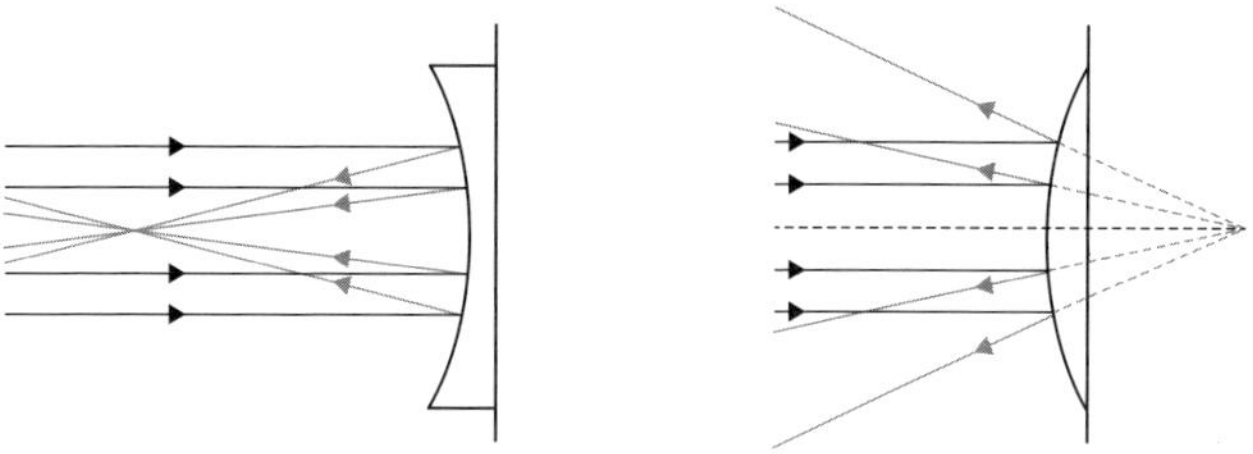

図1

に周囲を警戒し、緊張していた実存的な自分を、落ち着いた気持ちで静かに見守っているのである。その時、自分の生命を輝かせている光源が自分の中ではなく、向こう側、すなわち彼岸にあって、自分の存在自体が彼岸から投影されている影絵であるかのように感じられてくる。〈虚存〉とは、そのような影絵的な存在のあり方のことである。

実存が自分の生命の維持に集中する緊張したあり方であるのに対して、〈虚存〉は自分の生命の危険について無頓着な、落ち着き払ったあり方である。臨死体験における本人の奇妙な落ち着きは、死に瀕した身体と一緒に、実存的な危機感を脱ぎ捨てた〈虚存〉としての意識だからなのである。そして、われわれの日常の穏やかさは、極度に緊張した実存と落ち着き払った〈虚存〉という両極端の間で、両者の影響がさまざまな程度に混合されることによって成り立っているものと考えられる。

〈虚存〉は影絵的な存在のあり方だと言ったが、それは実体のないあやふやな存在だという意味ではない。そうではなく、自分自身よりもむしろ自分を照らす光源の方が偉大だと感じるあり方のことである。自分が自分を存在させていると感じるのが実存的なあり方であるのに対して、自分が自分以外の何かによって存在させられていると感じるのが〈虚存〉的なあり方なのである。

これが宗教的な生き方の基礎になることは言うまでもないが、それだけでなく、学問や芸術に生を捧げる生き方の基礎にもなっていると考えられる。なぜなら、学問や芸術の普遍的価値は、そもそも現世的なものではなく、「彼岸的」なものだからである。学問的な真理や芸術的な美が永遠の存在であり、自分という個人の死によって消え去るようなものではないと知っているからこそ、人はそれらを自分の人生の導き手とし、それらに生を捧げることができるのである。

人間は、生物としてはまったく非合理的な生き方をする場合がある。本人にとってしかその価値が分からないような学問や芸術に没頭して、個人としての生も、次世代への生殖も、ほとんどすべてを犠牲にしてしまうような人がいる。しかし、そのような非合理的な生にこそ、偉大な文明と文化の種子となる可能性があるのだということを、われわれは知っている。ある個人がその生を捧げた彼岸の価値が、われわれを照らしていることに、多くの人が気づく時が来る。そうしてその価値を目指す努力は、後の世代に受け継がれてゆくのである。

人間にとって、死はすべての終わりではない。死の先に何があるのかを知らなくても、とにかく何かがあることは確かだと思われるからである。だからこそ、人は自分の生死にこだわらずに、それぞれの信じる価値に向かって努力する。〈虚存〉とは、そのように、自分という個人の死によって無化されることのない生のあり方、すなわち〈あらかじめ死を取り込んだ生〉、あるいは〈生きられる死〉のことなのである。

注

（1）ドストエフスキー自身は自らの病と創作の関係について書き残していないが、妻アンナや知人で女性数学者のコワレフスカヤが、彼のてんかんとそれに対する彼の態度について証言している。
アンナ・ドストエフスカヤ著、松下裕訳『回想のドストエフスキー』、みすず書房、一九九九年。
コヴァレフスカヤ著、野上彌生子訳『ソーニャ・コヴァレフスカヤ――自伝と追想』、岩波文庫、一九七八年。

（2）ベルクソン著、竹内信夫訳「現在の想起と再認錯誤」新訳ベルクソン全集第五巻『精神のエネルギー』、白水社、二〇一四年、一三九－一八六頁。原著は一九〇八年公刊。

（3）深尾憲二朗「デジャビュ、ジャメビュ――その機構、妄想との関連」『臨床精神医学』四一巻七五三－七六〇頁、二〇一二年。

（4）小林真『ニーチェの病跡』、金剛出版、一九九九年。

（5）藤沢令夫『プラトンの哲学』、岩波新書、一九九八年。

（6）立花隆『臨死体験』（上・下）、文藝春秋、一九九四年／文春文庫、二〇〇〇年。

（7）深尾憲二朗「私はなぜこの身体なのか――体外離脱体験の精神病理学と神経心理学」『神経心理学』二七巻一三一－一四二頁、二〇一一年。

（8）深尾憲二朗『死のまなざしとしてのデジャヴュ』中村雄二郎、木村敏（監修）『講座生命 Vol. 2/'97』、哲学書房、一一一－一四七頁、一九九七年。

（9）この傾向については、まず精神病理学の「開祖」であるヤスパース自身が「限界状況」を論じる実存主義哲学者であったし、ほかにもナチスの強制収容所の生存者で実存分析を創始したフランクルや、サルトルの影響を強く受けていたツットなどによって代表されるだろう。

ヤスパース著、山岸洋訳『新・精神病理学総論』、学樹書院、二〇一四年。

フランクル著、山田邦男監訳、岡本哲雄・雨宮徹・今井伸和訳『人間とは何か――実存的精神療法』、春秋社、二〇一一年。

Zutt J.: „Außersichsein“ und „auf sich selbst zurückblicken“ als Ausnahmezustand. *Nervenarzt* 24: 24–30, 1953.

脱け去った死でもなく、襲い来る死でもなく

大橋　良介

1・1　脱け去った死

まず、一枚の絵（図版1）をご覧いただきたい。マックス・クリンガーの『哲学者』（一八八五）である。クリンガーの『死について』というシリーズの第二集に出てくる絵である。ジャンプ台から「哲学者」がジャンプする代わりに、落としたメガネを拾おうとして、ジャンプ台からずり落ちそうになっている。メガネの横にある、下方のふたつの物体は、一見すると何か分からないが、子細に見れば、別々の角度から描いた「心臓」だという

ことが分かる。これが心臓だということは、ダヴィンチの解剖図（図版2）を参照すれば分かる。この心臓は解剖によって取り出されたもので、もう鼓動していない。哲学者は解剖によって生命を観察していたのである。

心臓のさらに下方に、文字らしきものが見える。逆さにすると、文字が見えてくる。„Sciens nescieris“。「物知りだけど、お前さん、知ってないな」というラテン語だ。『死について』のシリーズというコンテキストを念頭において、この語を読むと、皮肉の意図が見えてくる。「お前さん、死について沢山知っているけど、知ってないな」と。「哲学者」が解剖で取り出した心臓をいくら観察しても、「死」は見えてくるものか。「哲学者」は「死」について沢山知っているが、しかし「何も分かってないな」というわけだ。ジャンプ台の前方遠景の山々は、生命的な自然世界である。「哲学者」は心臓の観察で生命世界へジャンプしようとしたが、メガネを落として、ジャンプ台からずり落ちる。それは、彼が「死」の理解においてもずり落ちていることを、示唆する。

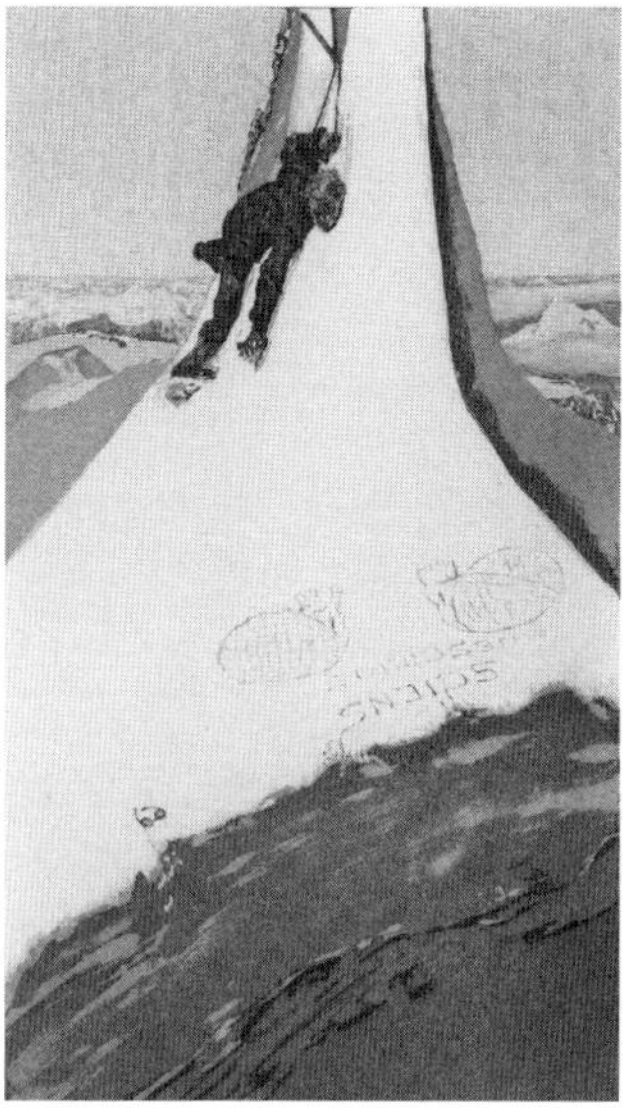
図版1

クリンガーの『哲学者』の場合の「死」を、本発表では「脱け去った死」と呼ぶことにする。死は、昔から人間がいろいろの仕方で問題にしてきたが、問題にすることによってかえって洩れ去り、脱け去るところがある。それは喩えて言えば、生の明るみのなかに居る者が、夜の闇を見ようとすることにも似ている。人がその中で生きている生の空間は、人が自らの生を投げ企てる空間だから、その企投を可能にするような視界が開けていなければならない。そこでは、いろいろのものが見えていな

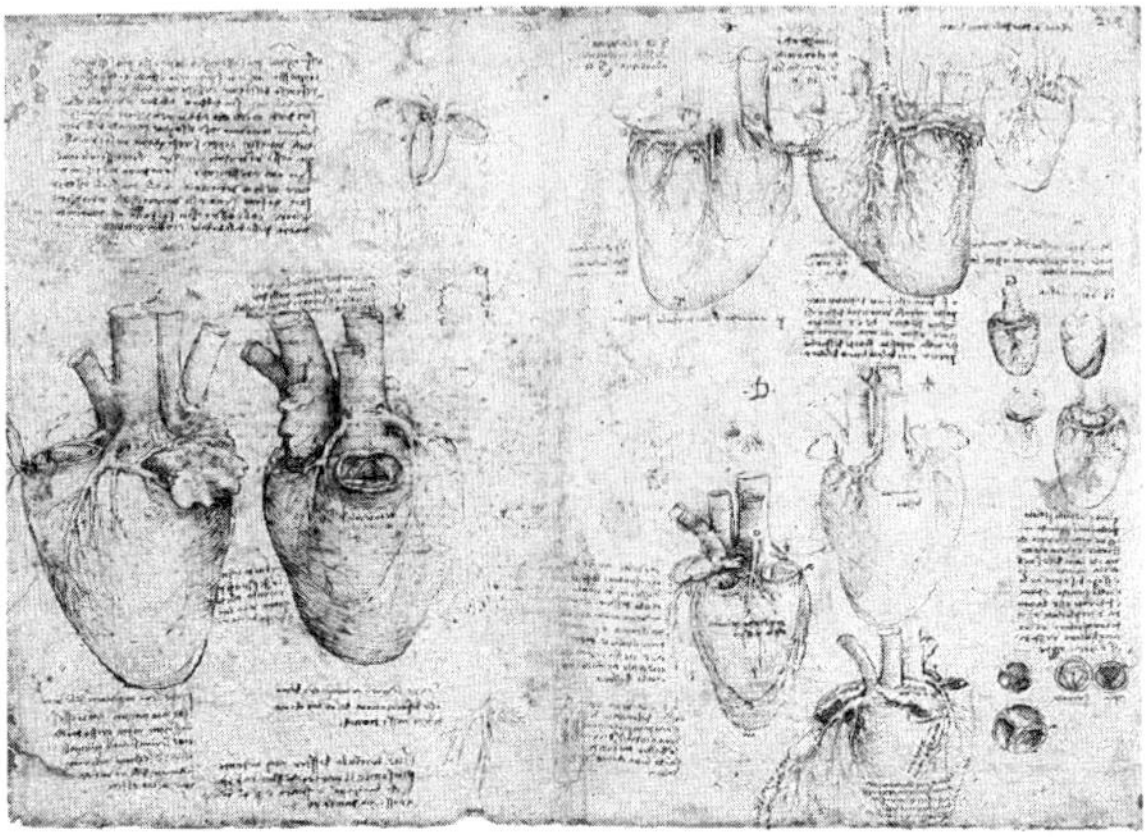

図版2

ければならない。それは明るさの空間である。その明るい生空間の窓を開けると、昼間であれば、自分とおなじように生きている他者たちの生空間が見えてくる。生きている者同士のコミュニケーションが、そこで始まる。窓を閉めて自閉の孤独に閉じこもったとしても、内外の生空間の可視性それ自体は変わらない。それに対して、日が暮れて深夜になると、窓を開けても何も見えなくなる。否、その見えない闇が見えないままに見えてくる。

「闇が見える」と言うのは形容矛盾だが、しかし経験内容としてはその通りである。街中ではその闇は、街灯の明かりや隣家の電灯で薄まるが、田舎では、森や田畑に面した家に寝起きすれば、黒々とした闇の存在感はすぐに経験できる。その闇を見ようとしてサーチライトを外に向けると、ライトの範囲内では闇は消える。しかしライトが周囲の闇に囲まれていることが、見えてくる。そして周囲の闇そのものは、依然として見えない。それは、生の側から死を見るときの構造に似ている。死は知の対象として自分の前に措定することができない。これを敢えて知のライトで照らそうとしても、――たとえばクリンガーの絵にある「哲学者」のように――、そこで見えるものは死という闇そのものではなくて、死体であったり、人の臨終時の生命現象であったりする。それらはいずれも、死そのものではない。死は観察の対象にはならない。それを経験することが自分の存在の終焉となる出来事が、死である。死そのものは、それを観察することによって脱け去ってしまう。

1・2　死を論じる現象学と、論じない現象学

哲学者が「死について沢山知っているが、知らない」ということの意味は、「死は〈知る〉対象になり得ない」ということである。クリンガーは画家として、「知の営み」によって事柄を向こうへ押し遣るのでなく、「描く営み」によって、事柄を向こうからこちらへ現れるように試みる。いつもそれが成功するとは限らないが、絵画表現には、そのような可能性がある。しかしそうであるなら、その同じ特色を言語において遂行することも、可能でなければならない。たとえば現象学は、その本来の狙いからすれば、まさしく、事柄をそのあるがままに現れしめる言語記述である。

このことを念頭におくとき、事象それ自体へ迫ろうとする現象学は、死を問題として取り込む現象学と、敢えて論じない現象学の、2タイプに分けられることに、気づく。そしてその類別は、それぞれの現象学の立場および根本性格への問いに反転し、現象学とは何か、という問題にもなる。

死について立ち入って論ずる現象学は、ハイデッガー、レヴィナス、ロムバッハ、等。死について主題的に論じない現象学は、フッサール、メルロ＝ポンティ、シュミッツ、ヴァルデンフェルス、等。大雑把な分け方であるが、大過はないはずである。その一々に立ち入ることは、ここではしない(1)。また、誤解

を避けるために付け加えたいが、この分け方は現象学としての優劣を意味するものではない。そうではなくて、それぞれの現象学の特色を意味するだけである。死について論じないということは、ある意味では現象学としての手法の厳密性に徹する禁欲性をも、意味し得る。現象学の基本を、事柄そのものをその有るがままに現れるとおりに記述する、ということに見るなら、それは「現象するもの」ないし「経験可能なもの」に限定されるであろう。死がその有るがままに現れるという事態は、記述行為そのものがそこで止むことをも意味し得るから、それは記述対象になり得ない。しかしながら、それゆえにこそ、その限界が現象学という営みへの問いに反転し得る、ということもあり得ると考えられる。それは現象学がそれ自身に問いを向けることでもある。それによって、現象学内部で死を問う立場が開かれてくる。しかし、この問題は当面のテーマから少し外れるので、問題の所在を指摘するだけにとどめよう。

2・1　襲ってくる死

ここで、さらに別の図版をふたつご覧いただきたい。アルブレヒト・デューラーの『死に襲われた乗馬者』(図版3、成立年代不明)および『騎士と死と悪魔』(図版4、一五一三)である。

『死に襲われた乗馬者』における「死」は、本稿でいう「襲い来る死」である。死は自分の前に対象的に見るとき、脱け去ってしまうと述べたが、そのように脱け去ってしまう死は、だからといって本当に生者の領域から消えて、生者を永遠に生かすわけではない。そうではなくて、あるとき不意に生者を襲うという仕方で、かならず戻ってくる。脱け去る死と襲う死は、おなじ死の異なった顔である。後者の顔が見えてくるとき、生者は狼狽

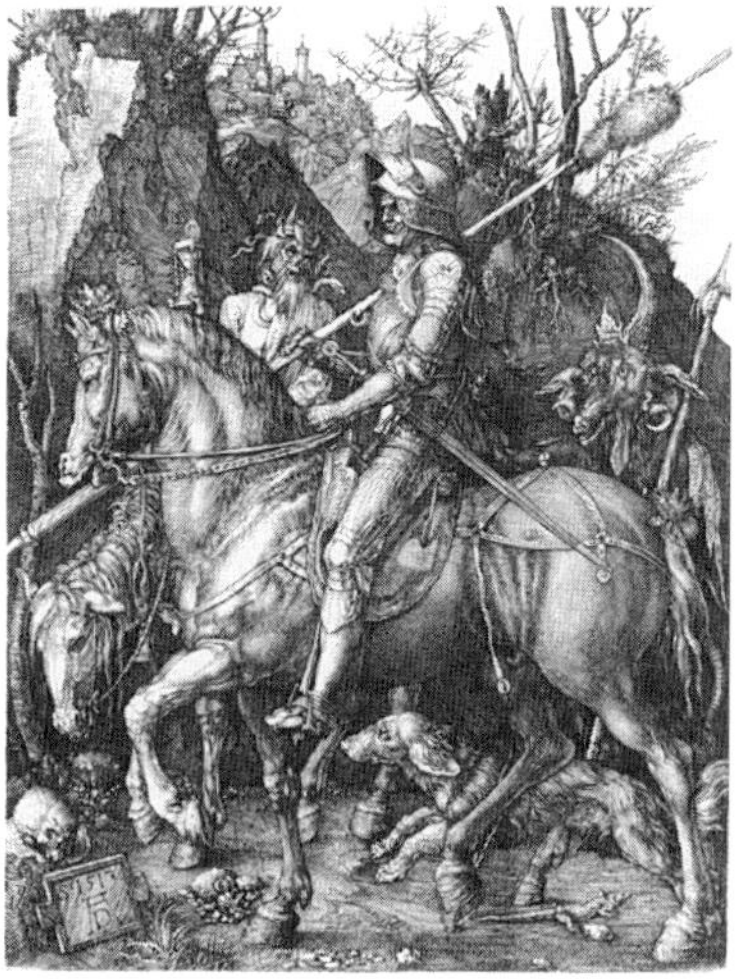

図版4

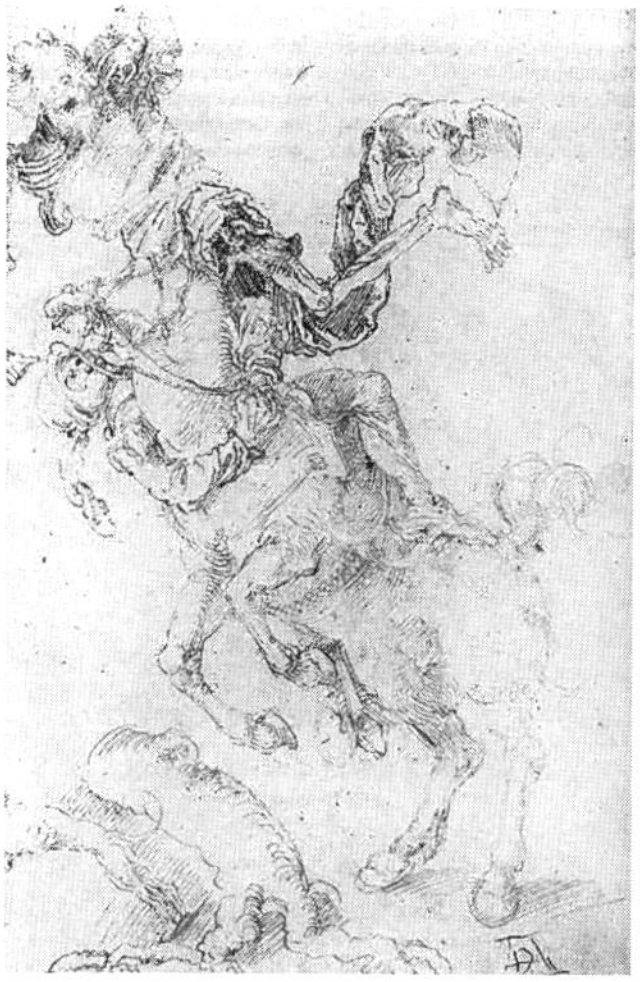

図版3

し、そしてデューラーの絵のなかの乗馬者のように、自分の生（馬）にしがみつく。しかし馬自身も狼狽しているから、生者は馬から振り落とされそうになる。否、もうすぐ落馬するだろう。襲ってくる死の顔が目前に現れるときは、生者はたいていはその顔を正視することができない。正視したときは相手から見入られるときであり、絶命するときだからである。

しかし、デューラーのもうひとつの絵『死と騎士と悪魔』では、さらに別の仕方での、死との対峙が描かれる。死（死神）は騎士を襲おうとするが、騎士は死神と戦うのではなくて、挑発を眼中に入れず、毅然と前へ進んでいくだけである。死神が右手にかざす「砂時計」は、不可逆の時間をあらわしている。いかなる強者も、時間には服する。盛者必滅の掟には、騎士といえども逆らえない。しかし騎士は、それを意に介さない。だから背後の悪魔も、付け入ることができない。

少し脱線するが、海賊船に掲げられる「旗」には「骸骨」が描かれる。史実としての海賊の旗には何種類もあるようだが、これらに共通しているのは「髑髏」である。「剣」と「砂時計」が添えられるときも多い。髑髏は死を、剣は死の予告を、砂時計は残された生の時間を、それぞれ連想させる。これらの絵柄は、今から掠奪する相手側への「死」の宣告だと解釈する本もある(2)。さらに、これは既成の権威や伝統への反逆の象徴であり、反逆者たちの連帯意識をあらわすもの、そして奴隷のように現世で希望なき者たちが来世の再生を願って掲げたものと解する本もある(3)。海賊たちは自伝を記す種族ではなかったから、本当のところは分からない。はっきりしていることは、海賊たちが陸地での法の世界を捨てて無法の海にやってきた者たちであり、いつ司法の手に捕えられて縛り首になるかもしれない身だったということである。海での無法の戦いで死ぬことも、常に可能性としてあった。しかしそれだけに、その可能性を海上で出会う獲物すなわち商船とその乗組員たちに転化させ、この者たちに無情に死を宣告する無法者たちでもある。海賊たちにとって、「死」は日常生活のなかに組み込まれたプログラムであり、その意味で、「招き入れられた死」である。自らの死はどこまでも避けようとしながら、相手には遠慮会釈なしにこれを送り遣わすという意味で、彼らは無法者であるが、そのような死は、球送りされた「襲い来る死」である(4)。

しかし『死と騎士と悪魔』での騎士は、死を恐れていない。といっても、自分の槍でその姿と戦うことはしない。死と事を構えたなら、どんな勇士でも死に到るほかない。騎士は、死を意に介しないというだけである。その姿を付けねらう死は、脱け去る死ではないが、しかしまた、騎士はそれに付け入る隙を与えないから、襲い来る死でもない。敢えて言えば、それは放下された死である。

2・2　襲い来る死と、死に襲われる者との関係

まずは、脱け去る死もそうであるが、襲い来る死も私の「外部」から来る死である。その「外部」は私の「内部」を浸食し、占有しようとする。当然ながら、襲い来る死とこれに襲われる者との関係は、種々さまざまとなる。死の旗をかかげる海賊と、死神を眼中に入れずにすすむデューラーの騎士とで、すでにその多様性の一部が見えてくる。

ジャンケレヴィッチが「一人称における死」、「二人称における死」、「三人称における死」を考察したことを、参照しよう。彼の考察を大づかみにパラフレーズするなら、「死」は一人称の私においては「近づいてくる私の死」という未来形において、三人称の他者においては「彼／彼女に生じた死」という過去形において、また二人称の「汝における死」は、私が注視する「汝に近づいてくる死」、「汝に生じつつある死」、「汝に生じた死」として、過現未の三つの時間様態において現れる。[5] いずれも、「外部」としての死がそれぞれの人称をもつ人間存在の「内部」を浸食する形態である。

ちなみにジャンケレヴィッチの著書の邦訳では、「一人称の死」、「二人称の死」、「三人称の死」と訳されて、分かりやすいようだが、属格「の」は、何なのかと考えると、かえって分かりにくくなる。原語は „la mort à la première, deuxième, troisième personne“ であって、属格の「の」でなくて、前置詞の „à“ が用いられる。だから厳密には、「一人称における死」、「二人称における死」、「三人称における死」と訳さなければならない。三種の人称で呼ばれる人間において外部から襲う「死」のあり方が、そこで考察されているのである。人間の存在形式が三種の人称で表わされ、それが三種の時間様態に呼応する。分かりやすい図式だが、そこでは、死に襲われる人

間の実存形態が観察されるのであって、襲って来る死それ自体は凝視されていない。

それでもジャンケレヴィッチの観察から敢えて汲み取るべきものを探すなら、死の現象の「時間性様態」が人間の自己存在の「時間性構造」と連関しあうという、興味深い事実を挙げることができる。この事実は、基本的には、ハイデッガーがその「ダーザイン分析」において示したことでもある。ハイデッガーによれば、人は「死への有（存在）」（„Sein zum Tode“）として生きている。自覚的と無自覚的とを問わず、人は死に向かい、死に面している。「死への」（„zum Tode“）というときの「へ」（„zu“）は、方角を示すとともに、その方角の先にあるものがすぐ足下にあることをも示す。„Ich gehe zur Schule“（「私は学校に行く」）というとき、それが行動を意味する場合は、学校は空間的には家から離れたところに立っているが、しかし学校へ行くことが毎日の生活をあらわすという意味でなら、学校は私の存在の足下にある。単に空間的な場合でも、„Der Dom zu Köln“（ケルンのドーム）と言うときは、ドームはケルンの「市内」にあり、ドームとケルン市とのあいだの距りは無い。「死への有（存在）」というときの「死」は、その両方をあらわし得る。死は不特定の将来に必ず来る（襲ってくる）ものとしては、距離がある。しかしそれが可能性として絶えず自分の存在に伴うという意味では、足下にある。それが「死への有（存在）」（Sein zum Tode）の二義性である。だからハイデッガーが示した「死の概念の全き実存論―存在論的規定」は、こうだった。「ダーザインの終わりとしての死は、もっとも自己に固有で、没関連的で、確かで、かつそのようなものとして不定で、追い越せない、という仕方でのダーザインの可能性」と。[6]

この規定には、死が一方で「一人称における死」「二人称における死」「三人称における死」といった、なおも「外部」から襲って来る出来事という側面と、そのようにして襲われる側の人間の存在そのものの在り方の裏面という、両方があらわされている。その場合、ドッジボールにおいて相手側から投げられるボールを避けて身をかわす姿勢と、これを受け止める姿勢とがあるように、ダーザインないし実存にも、少なくとも二通りの姿勢がある。日常的なダーザインは本能的に前者である。そして覚悟を決めた実存においては、死の可能性を受け止めてこれを先取りする、後者の姿勢がある。ハイデッガーはこの後者の在り方を「死への先駆」と名づけて、ダーザイン分析をさらに先へ進めた。(7)

しかし「死への先駆」は、その表現からして、なおも死をダーザインの「外部」として捉えるという面の余韻を、残している。「ダーザインの可能性」としては「内側」にある「生の他者」であるが、そこへと先駆すべきものとしては、まだ先の、「外部」の出来事である。いずれにしても、デューラーの騎士のように、死神が付きまとって来ることを知りつつ、しかもその死神を意に介せずに前へ進む、という趣とはちがっている。ハイデッガー自身も後年には、「死」を生の終焉の可能性として将来形において見るのでなく、現に生きている自分の現在において経験するものとみなしている。(8) そのとき、死は「生の内なる生の絶対の他者」となるであろう。(9)

3・1　死の遠さと近さ、ないし遠近《とおちか》さ（Fernnähe）

死は、たとえその因果的原因が死者を外部から襲う事件だったとしても ― たとえば交通事故とか殺人とか戦争とかの場合でも ―、襲われた者自身においては、どこまでも自分自身の死である。存在一般を感受し経験する場としての自分が、存在しなくなるという出来事である。ないしは、死者自身の死である。その場合、生者はどこまでも死者で「ある」のではない。生者は死者に「成る」だけである。死は「ある」と「成る」の領域を貫通する出来事であるがゆえに、生者にとって「外部」であると同時に、どこまでも「内部」でもあり、「内なる他者」である。生にとって、死は自己の内なる絶対の他者である。

　このことは、「死」という他者が、われわれと「向き合う」関係にはない、ということである。もちろん「死と向き合う」という言い方だけをとれば、それはよく聞く言い方である。そして、それは大事なことである。しかしその上でやはり、死と向き合うことは死が「脱け去る」ことだという、先の確認を、新たにしなければならない。だからといって、単に死に背を向けて忘れようとすれば、それは「襲い来る死」としてもどってくる。このことは、死がわれわれの「ものの見方」に変容を迫る事柄だということでもある。そこから「ものの見方」を習うことのできる出来事である。

　少し現象学的な言い方になるが、事柄としては、生者が向き合うことができるのは、生者の「前」に現象するものだけである。死は生者の「前」に物のごとくに置かれる現象ではない。端的な「無」に対峙するということは、何ものとも対峙しない、ということだからである。「死」は「生」にとって、いかなる対面性も関心性も関係性も特定性も絶した、無限の「遠さ」にある。しかしながら、まさにそのような遠さにある無が、不意に生者を襲って必滅たらしめ、生者と対面し、生者の関心事となり、不可分離の関係のなかに入り込み、唯一的な特定性をもって現れる。つまり、生よりも生に近い「近さ」において、現れる。それは極限的な矛盾を含んだ「遠＝近」「遠近《とおちか》さ」（ドイツ語では „Fernnähe“）において、現れる。

　死の「遠近《とおちか》さ」の現れ方にも、いろいろの層ないし次元がある。最初に死の遠近《とおちか》さが現象するのは、「死体」（死骸）においてであろう。死体は死そのものでなくて、「死の顔」でもある。顔の背後が何であるかは、生者には見えてこないが故に、それは不気味である。しかしまた、亡くなった家族や親友の死体（亡骸）は、生きているときの生気のあとを多少とも残存させているあいだは、すでに冥界を隔てて無限に「遠い」存在でありながら、なお尽きない惜別の情で結ばれた「近い」存在でもある。死体（死骸、亡骸）は消滅あるいは腐敗によって分解してしまうが、「死者」としてなお自らの名前を持ちつづけ、この名によって呼びかけられ、「二人称的な他者」として、人格を持つ存在として、生者の記憶のなかに生き続ける。戦没者や大災害の犠牲となった死者は、「三人称的な他者」として、おなじく三人称的な他者たちの追憶のなかに存在しつづける。[10]

死者たちは時として、生者の内部に深く入り込んでその現存在の一部をなす、という意味では「生者」でもある。死者は生者の現存在のなかに生き続ける。それも、単に共同体の内部で親しかった死者だけでなく、宗教的に高まった経験においても、証言される。パウロが「我生きるにあらず、キリスト我が内にて生きるなり」（『ガラテア書』二、二〇頁）と言うとき、キリストはパウロにおける「自己の内なる他者」であり、死ぬことのない命をもつ死者となっている。このとき、「死者」と「生者」という区別は、存在すると同時に、透明化されている。

3・2　死の高さと深さ、ないし高深《たかふか》さ（Höhentiefe）

死は捉えようとすれば脱け去るが、しかもなお、不意に背後から襲ってくる。それによって、人は驚倒もするが、また一度かぎりの生の尊厳に引き戻される可能性をも持つ。生の尊厳という感情は、無底的な深海の「深さ」と峻険な高山の「高さ」に似ている。そのような死の「高＝深」あるいは「高深《たかふか》さ」（ドイツ語では „Höhentiefe“）は、死の遠近《とおちか》さという、どちらかといえばなおも外面的・水平的な表象を、内面的・垂直的な経験に転じたときの表現となる。

遠さや深さとおなじく、高さ（Höhe）や深さ（Tiefe）も、それ自体とかは、存在しない。高さは深さ（低さ）

であり、深さ（低さ）は高さである。先に挙げた「遠近《とおちか》さ」（Fernnähe）という私の造語は、ドイツ語としてはすでにドイツ・ウィキペディアにも載っているから、コロンブスの卵にはならないが、「高深《たかふか》さ」（„Höhentiefe“）という造語は、ドイツ・ウィキペディアにも載っていない。しかし、いったん出来てみれば、一般的に受け入れられるナチュラルな語でもある。[11]

「遠近《とおちか》さ」も「高深《たかふか》さ」も、アリストテレス的な存在範疇ではなく、またカント的な認識範疇でもなくて、どちらかと言えばハイデッガーの実存範疇（Existenzial）に近い。ただし主観性を抜いたところでの存在経験であるから、実存範疇とみなすのも、意味のズレを生じる。敢えて言えば、それは夕焼けの赤、秋空の青、虫の音（ね）の美しい哀れ、といったものと同じで、確かに「有る」とともに、どこにも「無い」。現象としてはたしかに「有る」が、実体としてはどこにも「無い」。現象がそれ自身を空ずる、といった、「色即是空」に通ずる事柄が、「高深《たかふか》さ」である。そしてそれは、「遠近《とおちか》さ」においても言える。死は「脱け去る死」であれ、「襲い来る死」であれ、このような遠近《とおちか》さと高深《たかふか》さにおいて現れる。

いま死の高深《たかふか》さに絞って、なお若干のことを述べるなら、「色即是空」というときの「空」（くう）を、天空の「空」（そら）と言い換えることで、イメージが膨らんで来る。天空は、まずは上方にあるが、しかしどの高さから上を「天空」と言い、どの高さまでを「地上」と言うかと問われて、物理的な数字を出して答える人はいない。死の尊厳の高さも深さも、同じである。その高深《たかふか》さを、高みの方向に向けて見るなら、それは碧空の碧に似ている。それは無限性を感じさせると同時に、そこへと視界が吸い込まれる不過視の深みに変じる。高さが深さとなる。「空」（そら）という文字を仏教語の「空」（くう）すなわち „sūnyatā“ の訳語に当てた中国の仏教者の苦心は、感性的な経験を基としている。ただし仏教で肝心なことは、それが単なる思弁でなくて、「空」（くう）がそのまま「色」(しき)であるという智慧として、それを実存的に行ずることである。

4 「そのまま」

天空の高深《たかふか》さは、オットーの言う「ヌミノーゼ」的な性格を持たない。「空」(くう)は恐ろしいもの、畏怖せしめるものではない。むしろ、どこまでも広々として、見るものをその中へ吸い込むとともに、その広々としたものがそのまま自己存在に転ずるような、空っぽの高深《たかふか》さである。それはそれで、ヌミノーゼ的なものに変ずるかもしれないが、しかしまた、自己存在そのものがこの天空の広闊たる高深《たかふか》さと合するということもある。

そういった経験と、畏怖せしめるヌミノーゼ的な死の厳粛さとは、いずれがリアルだろうか。いずれも人間の心のリアリティの経験としてリアルであろう。現にオットーの見解では、ヌミノーゼ的な経験から、「宗教」が成立した。そしてそれは、まちがってはいないだろう。ただし、畏怖せしめる高深《たかふか》さにおいて現れる「死」は、「神」という顔を持って、こちらに向いている。死は神の顔の背後に座するであろう。その死は脱け去ることはないが、また襲い来ることもない。神がそこから護ってくれるからである。ということは、神が立ち去ったら、それはただちにこちらに向かって畏怖せしめる相貌を見せる、ということでもあろう。古来からの死神の像が、それを示している。だから人は、この死神から護ってくれる神に、畏怖の感情を抱きつつ帰依する。

しかし、神の立ち去りが、単に神の座をそこに残したままの立ち去りでなくて、神の座そのものの「空」ないし「ケノーシス」(kenosis, 虚空化)となる場合もある。そこでは、死神の姿も消える。大乗仏教的な経験からすれば、何も無い碧空が、私の全身となる。「尽十方世界は是れ沙門の全身」という、長沙和尚の語(12)が、この経験を余すところなく示している。

しかしながら、「死」の問題が長沙和尚の語で終わるなら、それは「きれいごと」である。たしかに長沙和尚においては、本当に問題の決着がついたであろう。そもそも「生死事大無常迅速」の四文字に決着をつけるのが、長沙と言わず禅の眼目である。その決着をつけ得たからこそ、禅が今に到るまで残っているとも言える。しかし問題は、人が大抵は長沙和尚になれない、というところに始まる。それは特に唯識で問題にされる。何も無い碧空が私の全身になる、という経験には一分の疑いも無いが、その碧空に不意に「無明」という雲が生じて、この広闊なる天空を曇らせ、時に雷雲で覆う、ということへの問いである。事実、その「無明」は人の世から消滅することのない現象である。そうであればこそ、「死」は単なる個人的実存の問題に終わらず、社会的、政治的、軍事的、医学的、医療的な、問題でもある。そして、それは「死」の問題の周辺部ではなくて、死の問題の本質に根ざす広がりである。

デューラーの『騎士と死と悪魔』にもどろう。そこでは、死は、脱け去りもしないが、襲い来ることもなく、ただ騎士に伴走するだけである。騎士はそれに眼もくれずに、前方を睨んで進む。騎士に伴走する死は、もはや無いという覆面も、まだ無いという仮面もつけずに、騎士の生ける現在を、構成する。その現在には、悪魔も尾行しているが、騎士の現在のなかに入り込むことはできない。

騎士のごとき強者でない弱き者、平凡な者は、どうするかである。強者と弱者とを問わず、死神はつきまとうからである。そしてそれら弱き者、平凡な者たちが、実は騎士の生存を支える「世の中」を、つくっている。そうであれば、まさにそのような者たちにとっての死の問題こそが、本来の死の問題である。

しかしながら、だからといって問題が限りなく広がるとか、実存的な死の問題が先延ばしになるとかと、いうわけではない。「無明」という雲が生じて、広闊なる天空が曇るというとき、個人的現象であれ社会的現象であれ、碧空がふたたび晴れ渡るということを、人はどこかで知っている。人が不安に襲われるとき、人は不安が消える状態があることを、本能的に知っている。小さな昆虫でも、敵の気配を感じたら逃げるが、それは、安全な圏域があると知っているからである。そしてまた、それを知っているから逆に、不安に襲われるのである。デューラーの騎士を見て、どこか自分の在り方に示唆を与える姿を直観し、長沙和尚の語に、碧空の自己があることが嘘ではないと感じるなら、そこにすでに本来の「内なる死」が、決着のないままに、しかも実は決着がついているという仕方で、現前している。そこは、死の素顔が自分の素顔となるところでなければならない。

注

（1）筆者がすでに発表した論稿の範囲内では、フッサールについてのみ、下記の拙論で少し詳しくこの問題を追跡・考察した。Zum „Absoluten" in der Phänomenologie Husserls. Ausgehend von der Fichte-Vorlesungen Husserles aus den Jahren 1917–1918, in: Verf., Schnittpunkte. Zweiter Band, Nordhausen 2014, S. 129–153.「フッサール現象学における「絶対的なもの」——一九一七／一八年のフッサールのフィヒテ講義から出発して」『理想』No. 687, 2011, S. 159–178. その他の現象学者については、そう遠くない後日に記すことを予定している。

（2）Marco Carini & Flora Macallan, *Piraten. Die Herren der sieben Weltmeere*, Paragon Books, Paragon /UK（出版年記載無し）, p. 138/139.

（3）Hartmut Roder, Hg., Piraten. *Abenteuer oder Bedrohung?*, Bremen 2002, p. 98/99.

（4）そもそも海賊たちの生と死についての雑考を、日文研の科研費共同研究「海賊史観から交易を検討する。国際法と密貿易——海賊商品流通の学際的・文明史的研究」科学研究費補助成果刊行（稲賀繁美編、思文閣、二〇一六年）

への寄稿、「海賊たちが帰る場所」で、おこなった。ここでは、その一部を抜粋した。

（5） Vladimir Jankélévitch, *La Mort*, Paris 1966, p. 29ff.

（6） Martin Heidegger, *Sein und Zeit* (1927), *Martin Heidegger-Gesamtausgabe*, Frankfurt a. M., 1977, Bd. 2, S. 343.

（7） Ders., ibid., S. 262ff. 348f.

（8） 後期ハイデッガーの「死」観は、詳細に見ていく価値のある、しかし詳述の枠を要するテーマである。ここでは、当面の連関から、ハイデッガーが詩人ヘルダーリンの語を借りて述べる一語を、挙げておくにとどめる。「死すべき者たちは生のうちで死を死する。死において、死すべき者たちは不-死となる」(„Die Sterblichen sterben den Tod im Leben. Im Tod werden die Sterblichen un-sterblich.“)（*Hölderlins Erde und Himmel*, in: *Martin Heidegger-Gesamtausgabe*, Bd. 4, *Erläuterungen zu Hölderlins Dichtung*, Frankfurt a. M., S. 163.）

（9） 「自己の内なる絶対の他者」という表現は、西田幾多郎が各所で用いた語である。ただし西田において、「死」をこの絶対の他者とみなす個所はない。ヴァルデンフェルスもその他者論において「われわれ自身の内なる他者」という表現を提示しているが（B. Waldenfels, op. cit., S. 27ff.）彼が参照する諸思想家（J・クリステヴァ、メルロ＝ポンティ、E・フッサール、E・マッハ、木村敏、松尾芭蕉、等）のうち、木村からの刺激もあったと推察される。木村敏は、この表現を西田に由来するものとして、しばしば彼の議論のなかで引用し用いるからである。なおヴァルデンフェルスは、われわれの時間経験がわれわれを「原・過去」、つまり「誕生」へと、向き戻させる（zurückdeuten）と言う。その誕生は、「決して現在ではなかった過去」（Vergangenheit, die nie Gegenwart war）であり、既にまったく私の現在ではなくなっている」（die schon gar nicht meine Gegenwart ist）（op. cit., S. 30）。そうであれば、彼の時間考察を延長して、われわれの時間経験がわれわれの「原・未来」つまり「死」へと向き戻させるということも、言えるように思われる。「死」は「決して現在にならない未来」である。ただしその未来は、「未だ無い今」として、現在において内在するものでもある。

（10） 「死者」を「死体」と異なった存在として初めて考察した旧稿は、「死者の現在」（『仏教』Vol. 22, 1993.1, S. 47–

55.98)、であるが、「遠近《とおちか》さ」と高深《たかふか》さという現象範疇を介しての現象学的考察は、そのときはまだしておらず、本稿が初めてである。

(11)「遠＝近」(遠近《とおちか》さ)と「高＝深」(高深《たかふか》さ)の二語を用いたドイツでの講演は、これまで二度行なった。最初は二〇一四年十月、ミュンスター大学で開催された「ドイツ哲学会」第二十三回大会、四日目の基調講演「哲学に東西はありや?」(*„Ja und Nein zur Frage: Gibt es in der Philosophie „West“ und „Ost“?*, Hauptvortrag auf dem XXIII Kongress der Deutschen Gesellschaft für Philosophie 2014 in Münster)だった。下記に記載。„Geschichte – Gesellschaft – Geltung. XXIII. Deutscher Kongress für Philosophie.“ Hg. von Michael Quante. Hamburg 2016. S. 67-84. 二度目は、二〇一五年九月二二日、バーゼル大学神学部での招聘講演「神と空《くう》――E・レヴィナスと西谷啓治の宗教哲学」(*Gott und Leere. Die Religionsphilosophie von E. Levinas und Keiji Nishitani*, Vortrag auf Einladung der theologischen Fakultät der Universität Basel, 22. Sept. 2015)だった。前者では、講演末尾で試験的かつ付加的に用いただけだったが、後者では、全体を貫く鍵語として用いた。バーゼル講演を聴いてくれたひとりの聴衆、Gunnar Hindrichs 教授が、あとからご自分の著書(Gunnar Hindrichs, *Das Absolute und das Subjekt*, Frankfurt a. M., 2. Aufl. 2011)を贈ってくださり、そこに „in Fern-nähe zum Ungrund“(無底への遠近《とおちか》さにおいて)と、含蓄ある献辞を記して下さった。「遠近《とおちか》さ」という語が、ドイツ語(Fernnähe)であれば一般に受け入れられることが以上から確認できたが、しかし日本語ではどうだろうか。

(12)『景徳伝燈録』(『大正蔵経』五一巻、二七四頁上)で、長沙景岑《しん》禅師の語として、「尽十方世界是沙門全身」が、伝えられている。

あとがき

野家　啓一

隔年ごとに「河合臨床哲学シンポジウム」の記録を編集・収録している本書の、今回のテーマは「生」と「死」である。すなわち第一四回（二〇一四年）の「生命――ビオスとゾーエー」および第一五回（二〇一五年）の「生きられる死」の提題原稿が本書には収められている。座談会「生と死のあいだで」においても言及されているように、この二年ばかりのあいだに、私たちは臨床哲学シンポジウムに関わりの深かった二人の仲間を喪った。精神医学者の津田均さん（二〇一五年三月逝去、五五歳）と哲学者の金森修さん（二〇一六年五月逝去、六二歳）とである。お二人とも学問的に最も脂の乗った時期に訪れた病魔によって幽冥境を異にせざるをえなかった無念は、想像するに余りある。いささか異例ながら、ここではお二人に対する追悼の思いを語ることで、「あとがき」の責めを塞ぎたい。

津田均さんとは、専門分野が異なることもあって、毎年一二月に開かれる臨床哲学シンポジウムの折とそのテーマと提題者を議論する企画会議でお目にかかる程度のお付き合いであったが、いつもながらその鋭利な発想と虚を突くような指摘には刺激を受け、大いに啓発されたことを思い出す。とりわけ、臨床哲学シンポジウムの案内パンフレットに執筆された趣意書は、見事な文章で綴られた一幅の絵画のような趣があり、毎回感服させられることしきりであった。しかも、文章の端々には絵画や音楽への言及がさりげなく置かれており、芸術への造詣の深さを窺わせていた。たとえば第九回のシンポジウム「時のはざま――クロノスとカイロス」の趣意書では、パウル・クレーの「そのようにそれはひそやかに始まる（So fang es heimlich an）」と題された絵については、次のような言葉が捧げられている。

「この絵画の前で、われわれはいくつかの想像をめぐらす。始まる『それ』とは何だろうか。『それ』は、始まることのある様々なものの何かではなく、始まるということを可能にしているもの、『時』のことではないか。そうすると、このタイトルは、この絵が『時』のひそやかな始まりを描いていることを暗示していると考えてもいいはずだ。しかし、『時』というのはそもそも始まり得るものなのだろうか。われわれが生まれ落ちるとき、われわれが人と会話を始めるとき、もうすでに『時』は始まっているのではないか。いや、いろいろなところで実はわれわれは『時』の始まりに出会っているのかもしれない。」

何とも哲学的含蓄に富んだ、われわれを深い思索へと誘うような、胸郭にじんわりと染み透る詩的行文である。もちろん津田さんは、他方で現代医療のあり方に対する滾るような怒りを表明することも忘れなかった。第一四回シンポジウム「生命――ビオスとゾーエー」に対する趣意書の一節を引いておこう。アガンベンの名が挙げられているのは、副題の「ビオスとゾーエー」の対概念を意識してのことである。

「生が限界を越えて破壊され尽くされもすること：アガンベンの著書によってその姿を戦慄とともに広く知られることとなった、アウシュビッツで『回教徒』と呼ばれた人々。彼らは、『あらゆる尊厳を捨て』、『仲間から見捨てられよろよろ歩く死体——身体的機能の最後の痙攣』であったと言う。アウシュビッツが無比の事態であったとしても、現代の延命治療が自然の病苦に手を加えて死にゆく人を『回教徒』化させたことがなかったと果たして言い切れるか。」

このような津田さんの真率な叫び声を再び聞くことができなくなったことは、何とも残念と言うほかはない。心からのご冥福を祈りたい。

金森修さんとは専門分野（科学哲学・科学論）が近いこともあってだいぶ長い付き合いになる。金森さんはフランス系の科学認識論（エピステモロジー）、私は英米系の科学史・科学哲学と出発点は違っていたが、問題関心が共通しており、ドイツのワイマールでの国際シンポジウムをはじめ、さまざまな学会や研究集会でご一緒することが多かった。なかでも京都の国際高等研究所で私が責任者となって組織した研究プロジェクト「臨床哲学の可能性」では、真っ先にメンバーに加わっていただいたのが金森さんであった。ただし、ここでの「臨床哲学」は、鷲田清一さんが提唱された意味で使われている。三年間にわたって続けられたこの研究会は、木村敏さんや中村雄二郎さんにもご講演をお願いするなど大変刺激的な会合であったが、いつも議論の中心には金森さんがおられたことを、彼の秀逸な論旨展開と共に思い出すことができる。

金森さんの晩年（と今となっては表現するほかない）一年間の活躍は、おそらくはご自分の病気と余命を覚悟してのことと思われるが、鬼気迫るという言葉がそのまま当てはまるようなすさまじいものであった。単著だけでも『科学の危機』(集英社新書、二〇一五年)、『知識の政治学』(せりか書房、二〇一五年)、『科学思想史の哲学』(岩波書店、二〇一五年)の三冊を上梓され、さらに没後の出版とはなったが、編者として『昭和後期の科学思想史』(勁草書房、二〇一六年)および『科学技術をめぐる抗争』(岩波書店、二〇一六年)をまとめ上げられた。驚くべき執筆量と言わねばならない。加えて二〇一五年一二月には、病を押して臨床哲学シンポジウム「生きられる死」の提題者として壇上に登られ、「〈遠隔的知識〉としての死」と題する講演を行った。その内容は本書に収録されているが、この論文の校正まで病床で終えられて逝かれたことは、まったく頭の下がる思いである。

とりわけ『科学の危機』は、小著ながら、金森さんの晩年の問題意識が鮮明に表れた力作である。その中心テーマは、〈ポスト三・一一ワールド〉において必要な「公益性や公正という理念に基づいた〈科学批判〉の営為」(同書二三〇頁)はどのように展開されるべきか、という点に置かれている。それを象徴するのが第三章「ある科学者の肖像」である。ある科学者とは、空中窒素固定法の業績によりノーベル賞を受賞しながらも、第一次世界大戦中は毒ガスの開発に邁進したユダヤ人科学者フリッツ・ハーバーのことにほかならない。彼は優れた化学者でもあった妻のクララが抗議のピストル自殺を遂げた後でも、毒ガス研究を続けて恥じなかったのである。そうした事実を受けて、金森さんは現代の科学者が置かれている状況を次のように総括する。

「要するに、フリッツの肖像は、ノーベル賞受賞者という栄誉の光だけでは隠し切れない否応のない平凡さを露にしている。若年時の科学への沈潜が、その後必ずしも人間の全人格的な完成には繋がらないという事実は、科学者が必ずしも古典的インテリ像とは繋がらないという事実と共に、現代文明が孕む一つの悲劇的特徴なのだ。（中略）科学が科学者の全人格的完成に直結しないのは、そもそも全人格と呼べるような関わり方を、科学の方がなんら必要としないからだ。」（同書、二一九〜二二〇頁）

「否応のない平凡さ」とは、アイヒマンの罪業を「悪の凡庸さ」と評したハンナ・アーレントの言葉を踏まえてのことであろうか、まさに現代の科学および科学者に対する頂門の一針ともいうべき言である。このところ、大学の科学研究と軍事研究との関わりについて、日本学術会議をはじめ各所で議論が繰り広げられている。そのような議論の場に金森さんが不在であることを、歯ぎしりする思いで感じているのは、私一人ではあるまい。まことに惜しみて余りある早逝である。

＊　＊　＊　＊

ここでいささか話題が転ずるのをお許しいただきたい。私は勤務先の大学で、この十月から一年生を相手に「近代日本の名著を読む」という小さなゼミを開いている。「天は人の上に人を造らず人の下に人を造らずと言えり」という福沢諭吉の言葉は誰でも知っていても、『学問のすゝめ』を読んだ者は誰もいない、という近年の学生の状況にいささか危機感を覚えたからである。数学者藤原正彦さんの『名著講義』（文春文庫）に刺激を受けたこともある。取り上げるつもりの「名著」は、新渡戸稲造『武士道』、岡倉天心『茶の本』、内村鑑三『代表的日本人』など（驚くのは、これらはいずれも明治期に英文で書かれた著作である）数冊である。もちろん私にとっても専門外の領域なので、それなりの勉強（？）はせねばならない。そんな中で手に取った若松英輔『岡倉天心

『茶の本』を読む』（岩波現代文庫）を繙読していると、「花を奉る」と題する石牟礼道子の鮮烈な詩に出会った。

春風萌《きざ》すといえども　われら人類の劫塵《ごうじん》いまや累《かさ》なりて　三界いわん方なく昏《くら》し
まなこを沈めてわずかに日々を忍ぶに　なにに誘《いざな》わるるにや
虚空はるかに　一連の花　まさに咲《ひら》かんとするを聴く

このように始まる詩だが、発表されたのは東日本大震災と福島原発事故が起こった二〇一一年の七月だという。だとすれば、そこには津波の犠牲者や原発事故の罹災者に対する鎮魂の思いが込められていたはずである。（ただし、渡辺京二「石牟礼道子の時空」によれば、もともと別の行事のために創られた文章を東日本大震災に際して行分け詩の形に書き改められて発表された由である。渡辺京二『民衆という幻像』ちくま学芸文庫）

この詩の中にある「三界」とは、衆生が活動する全世界を意味する仏教用語だという。だとすれば、鎮魂の対象には東日本大震災の死者のみならず、水俣病はもとより、ヒロシマやナガサキ、さらにはアウシュビッツの死者もが含まれているはずである。その終結部は、以下のように締め括られている。

かえりみれば　まなうらにあるものたちの御形《おんかたち》
かりそめの姿なれども　おろそかならず
ゆえにわれら　この空しきを礼拝す
然《しか》して空しとは云わず　現世はいよいよ地獄とやいわん　虚無とやいわん

ただ滅亡の世せまるを待つのみか　ここにおいて　われらなお

地上にひらく　一輪の花の力を念じて合掌す

（引用は石牟礼道子『祖《おや》さまの草《くさ》の邑《むら》』思潮社、二〇一四年による、ルビは原文）

私たちもまた、滅亡の世のせまるなか、地上に開く「花の力」を信じながら、先に旅立たれた津田均、金森修お二人の僚友の魂の安からんことを念じたい。合掌。

〈監修〉

木村　敏

1931年生まれ。京都大学名誉教授。河合文化教育研究所主任研究員・所長。精神病理学。

野家啓一

1949年生まれ。東北大学名誉教授。東北大学総長特命教授。哲学、科学基礎論。

〈座談会及び執筆〉

谷　徹

1954年生まれ。立命館大学文学部人文科学科教授。間文化現象学研究センター長。哲学。

内海　健

1955年生まれ。東京藝術大学保健管理センター教授。精神病理学。

〈執筆〉

野間俊一

1965年生まれ。京都大学大学院医学研究科精神医学講師。青年期精神医学、精神病理学。

米本昌平

1946年生まれ。東京大学先端科学技術センター特任教授。総合研究大学大学院教授。科学史・科学論。

和田　信

1967年生まれ。大阪府立成人病センター心療・緩和科部長。精神腫瘍学・精神病理学。

金森　修

1954年生まれ。前東京大学大学院教育学研究科教授。フランス哲学、科学思想史、生命倫理学。
(2016年 5 月死去)

深尾憲二朗

1966年生まれ。帝塚山学院大学人間科学部教授。精神病理学。

大橋良介

1944年生まれ。日独文化研究所・所長。テュービンゲン大学客員教授。哲学。

生命と死のあいだ——臨床哲学の諸相

2017年 1 月15日　第 1 刷発行

監修　木村　敏
　　　野家 啓一

発行　河合文化教育研究所
〒464-8610　名古屋市千種区今池2-1-10
TEL (052) 735-1706㈹　FAX (052) 735-4032

発売　㈱河合出版
〒151-0053　東京都渋谷区代々木1-21-10
TEL (03) 5354-8241㈹

印刷・製本　㈱あるむ

ISBN978-4-7772-0454-0　C1010

臨床哲学とは何か——臨床哲学の諸相

木村　敏
野家啓一　監修

多様な「いのち」の声に耳を澄まし、そこから柔軟に哲学しようとする臨床哲学。哲学の可能性を押し広げるこの新しい試みの意味を深く考える。

4000円

「自己」と「他者」——臨床哲学の諸相

木村　敏
野家啓一　監修

他者なくしては原理的に成り立たない「自己」という不可思議な欠如体を「中道的自己」、「与格的自己」という新たなアプローチを通して辿り直す。

3900円

空間と時間の病理——臨床哲学の諸相

木村　敏
野家啓一　監修

ニュートン的絶対空間・絶対時間と、それを一瞬の内に垂直に切り裂く「こと」としての時間と空間。この根源的に異なる二種類の時空間の謎に迫る。

3900円

〈かたり〉と〈作り〉——臨床哲学の諸相

木村　敏
坂部　恵　監修

ゾーエーから個別的生命への分節化の過程に差し挟まれた言語と制作という人間の根源的運動。この運動が原初的に孕む虚・実の構造に光をあてる。

3900円

身体・気分・心——臨床哲学の諸相

木村　敏
坂部　恵　監修

形而上学を排して世界とのアクチュアルな接触に賭ける哲学と、患者との治療経験を通して超越論的思考へと向かう精神病理学の刺激的な出会い。

3900円

分裂病の詩と真実

木村　敏

生命の根底としての「こと」の形なき形を探りながら、治療者と患者のふるまい合いをてこに、自己と生命について限りなく深く考察した魅力的論考。

2800円

河合文化教育研究所

（消費税は含まれておりません）